中药调剂

实用手册

阎萍 卜训生 王燕 主编

U0258800

化学工业出版社

·北京·

内 容 简 介

本书依托医药行业，根据职业技能培训的经验及对中药调剂人员的专业知识和技能的基本要求编纂，主要用于培训实际上岗工作的人员，注重知识与技能相结合的实用性。本书内容分为职业道德、中医基础知识、中药学知识、中药饮片检识、中药饮片调剂、中成药用药指导等几大模块，通过思维导图、图表归类、自我测试等形式对基础知识细目进行梳理，以简明实用的形式提供必要的信息。本书可作为中药专业学生在校学习的教辅用书，也可供中药调剂岗位人员在职在岗培训。

图书在版编目（CIP）数据

中药调剂实用手册/阎萍，卜训生，王燕主编 . —北
京：化学工业出版社，2022.11
ISBN 978-7-122-42075-6

Ⅰ.①中… Ⅱ.①阎…②卜…③王… Ⅲ.①中药制
剂学-手册 Ⅳ.①R283-62

中国版本图书馆 CIP 数据核字（2022）第 160959 号

责任编辑：李少华	文字编辑：翟 珂 陈小滔
责任校对：王 静	装帧设计：韩 飞

出版发行：化学工业出版社（北京市东城区青年湖南街 13 号 邮政编码 100011）
印　　装：大厂聚鑫印刷有限责任公司
787mm×1092mm 1/16 印张 7¾ 字数 184 千字 2023 年 1 月北京第 1 版第 1 次印刷

购书咨询：010-64518888 售后服务：010-64518899
网　　址：http://www.cip.com.cn
凡购买本书，如有缺损质量问题，本社销售中心负责调换。

定　　价：49.80 元

本书编写人员

主　编　阎　萍（北京卫生职业学院）

　　　　卜训生（北京卫生职业学院）

　　　　王　燕（北京卫生职业学院）

副主编　王　妍（北京卫生职业学院）

　　　　陈巧芬（北京卫生职业学院）

编　委　李德亮（北京同仁堂商业投资集团有限公司同仁堂药店）

　　　　王法宇（北京医药职工大学）

　　　　王　铁（北京同仁堂望京中医诊所）

前 言

中药调剂是中药传统技能之一，是中药专业学生必须掌握的核心课程。中药调剂岗位从业人员必须具备中药调剂的知识和技能，以便从事中药饮片调配、中成药调配、汤剂煎煮等具体工作。本手册按照从业人员的培养要求，精心设计，内容简明实用，多以表格的形式呈现，便于查阅。

本手册由具有多年教学经验的一线教师和行业专家共同编写，以中药调剂岗位需求为导向，系统地将中药调剂所需的知识、技能融合在一起，体现以职业能力为核心，知识必需够用为原则，突出技能的特点，满足教辅和职业技能培训的需要。

本手册简明扼要地介绍了中药调剂员应具备的知识和技能。全书分为6个模块，主要内容包括职业道德、中医基础知识、中药学知识、中药饮片检识、中药饮片调剂、中成药用药指导等。每一模块后附有试题演练及参考答案，供读者检验学习效果，巩固专业知识与提高操作技能。

本手册可以作为中药专业学生在校学习的教辅用书，也可供中药调剂岗位人员在职在岗培训、参加中药调剂技能竞赛参考，以及中药师、中药士及执业药师考试备考使用。

由于编者水平有限，书中不足之处，请批评指正。

编者
2022 年 6 月

目录

模块一

职业道德

【理论框架】

职业道德
- 1. 道德：由一定社会经济关系决定，以善恶为标准，依靠社会舆论、传统习惯、人的内心信念，调整人与人、个人与社会之间关系的行为规范的总和。不具有强制性
- 2. 职业道德
  - 含义：从事一定职业的人在履行职业职责的过程中应遵循的特定职业思想、行为准则和规范
  - 特点：适用范围的有限性、发展的历史继承性、表达形式的多样性、强烈的纪律性
  - 倡导：以爱岗敬业、诚实守信、办事公道、服务群众、奉献社会为主要内容的职业道德
  - 社会主义职业道德：原则——集体主义；核心——为人民服务
- 3. 医药职业道德
  - 含义：调节医药人员与病患者、医药人员之间、医药人员与国家和集体之间关系的行为规范的总和
  - 特点：全人类性、严肃性、平等性、连续性
  - 社会主义医药职业道德原则：救死扶伤，实行革命的人道主义；保障人民健康，提供安全、有效、经济的药品；全心全意为人民服务
- 4. 医药行业的特点
  - 医药商品特殊性：两重性、专属性、时效性、严格性
  - 医药商品质量的重要性：合格品和不合格品之分
  - 医药经营企业的两重性：经济事业和福利事业的两重性
- 5. 医药行业职业守则
  - 遵纪守法，爱岗敬业；质量为本，真诚守信
  - 急人所难，救死扶伤；文明经商，服务热情

【知识细目】

一、道德

道德的含义和特点见表1-1。

表 1-1　道德的含义和特点

含义	由一定社会经济关系决定
	以善恶为标准,依靠社会舆论、传统习惯、人的内心信念
	调整人与人、个人与社会之间关系
	是行为规范的总和
特点	依靠社会舆论、传统习惯、人的内心信念发挥作用,不具有强制性
	调节各种关系的范围比法律广泛得多
	具有特殊的稳定性,一旦形成,会深入人心

二、职业道德

职业道德的含义和特点见表 1-2。

表 1-2　职业道德的含义和特点

含义	从事一定职业的人在履行职业职责的过程中应遵循的特定职业思想、行为准则和规范	
	是本行业人员在职业生活中行为准则的要求及对社会所负的道德责任和义务	
特点	适用范围的有限性	
	发展的历史继承性	
	表达形式的多样性	
	强烈的纪律性:自觉遵守的同时又有一定强制性	
大力倡导	以爱岗敬业、诚实守信、办事公道、服务群众、奉献社会为主要内容的职业道德	
社会主义职业道德	原则	集体主义
	核心	全心全意为人民服务

三、医药职业道德

医药职业道德的含义和特点见表 1-3。

表 1-3　医药职业道德的含义和特点

含义	调节医药人员与病患者、医药人员之间、医药人员与国家和集体之间的关系的行为规范的总和	
特点	全人类性:为全人类健康服务	
	严肃性:依法研制、生产、经营、使用	
	平等性:对病患者一视同仁	
	连续性:具有历史继承性和连续性	
社会主义医药职业道德原则	是所有从业人员在医药领域活动和实践中应遵循的	
	基本原则	救死扶伤,实行革命的人道主义
		保障人民健康,提供安全、有效、经济的药品
		全心全意为人民服务

四、医药行业的特点

医药行业的特点见表 1-4。

表 1-4　医药行业的特点

医药商品具有特殊性	两重性:治疗作用、毒副作用	
	专属性:防病治病	
	时效性:合理用药	
	严格性:质量控制	
医药商品质量的重要性	只有合格品和不合格品之分	
医药经营企业的两重性	经济事业和福利事业的两重性(带有一定福利政策的社会公益事业,其实现商品交换的目的与一般商品有区别)	

五、医药行业职业守则

医药行业职业守则见表1-5。

表1-5　医药行业职业守则

遵纪守法,爱岗敬业	依法经营
	忠诚医药事业,立志献身
	对工作严肃认真,一丝不苟
	按处方配药,谨慎出售
质量为本,真诚守信	医药商品的质量体现在:医药产品的质量、医药工作的服务质量
	服务质量中突出的要求:真诚守信
	真诚守信是做人、做事的准则
急人所难,救死扶伤	防病治病,救死扶伤是医药从业人员的神圣职业道德特点
	对患者一视同仁、把患者利益放在首位、具有深切的同情心、业务熟练
文明经商,服务热情	仪表整洁,举止大方
	微笑迎客,主动热情
	尊重患者,平等待人
	公平销售,讲究信誉

【试题演练】

一、判断题（判断下列各题观点的正误，正确的打√，错误的打×）

1. 道德和职业道德都具有强制性。（　）
2. 医药经营企业具有两重性的特点：既是经济事业又是福利事业。（　）
3. 医药商品的特殊性包括：两重性、专属性、时效性、严格性、经济性。（　）
4. 医药商品质量有合格品、中等品、不合格品之分。（　）
5. 社会主义道德的原则是集体主义，核心是为人民服务。（　）

二、单项选择题（下列各题备选项中，只有一个正确答案）

1. 医药行业的根本目的是（　　）。
   A. 提供安全、有效、经济的药品，保障人民身体健康　　B. 全心全意为人民服务
   C. 促进医药行业发展，提高经济效益　　D. 维护和提高医药行业的信誉
2. 我国卫生事业是政府带有一定政策的（　　）事业。
   A. 经济　　　　　　B. 福利　　　　　　C. 盈利　　　　　　D. 社会公益
3. 职业道德的特点不包括（　　）。
   A. 适用范围的有限性　　　　　　B. 发展的历史继承性
   C. 表达形式的多样性　　　　　　D. 明显的无纪律性
4. 医药职业道德的特点不包括（　　）。
   A. 全人类性　　　B. 严肃性　　　C. 不连续性　　　D. 平等性
5. 遵纪守法、爱岗敬业、质量为本、真诚守信、急人所难、救死扶伤、文明经商、服务热情是医药行业的（　　）。
   A. 特点　　　B. 职业守则　　　C. 社会作用　　　D. 职业道德

中 医 基 础 知 识

【理论框架】

中医基础知识
- 1. 中医学基础特点
  - 整体观念
  - 辨证论治
- 2. 阴阳学说：对立制约，互根互用，消长平衡，相互转化
- 3. 五行学说：属性归类，五行关系，五行应用
- 4. 脏腑学说：五脏及功能，六腑及功能
- 5. 经络学说：经络系统的组成，经络的生理功能
- 6. 气血津液学说
  - 气：元气，宗气，营气，卫气
  - 血：生成，运行，功能
  - 津液：生成，运行，功能
- 7. 病因
  - 六淫：风、寒、暑、湿、燥、火
  - 疠气
  - 七情：喜、怒、忧、思、悲、恐、惊
  - 其他：痰饮、瘀血、饮食、劳逸
- 8. 病机：邪正盛衰，阴阳失调，气血津液失常
- 9. 辨证
  - 八纲辨证
  - 气血津液辨证
  - 脏腑辨证
  - 脏腑兼病
- 10. 防治原则

【知识细目】

一、中医学基本特点

中医学基本特点见表2-1。

表 2-1 中医学基本特点

整体观念	人体是一个有机整体。人体以五脏为中心，通过经络系统，把六腑、五体、五官、九窍、四肢百骸等全身组织器官联结成一个有机的整体，并通过精、气、血、津液的作用，来完成人体统一协调的功能活动	人体是有机的整体	在整体观念指导下，中医学认为人体正常的生理活动一方面依靠各脏腑组织发挥自己的功能作用，另一方面则又要靠脏腑组织之间相辅相成的协同作用和相反相成的制约作用，方能维持其生理上的平衡。每个脏腑都有着各自不同的功能，但又是整体活动下的分工合作和有机配合，这就是人体局部与整体的统一。人体又通过经络系统联结全身上下内外，把脏腑组织、肢体官窍等联结成一个有机的整体
		人与自然界相统一	人类生活在自然界之中，自然界存在着人类赖以生存的必要条件，同时自然界的变化又可以直接或间接地影响人体，而机体则产生相应的反应。例如春夏季节，阳气发泄，气血容易趋向于体表，表现为皮肤松弛、疏泄多汗，机体则会出汗散热来调节人体之阴阳平衡；秋冬季节，阳气收敛，气血容易趋向于里，表现为皮肤致密、少汗多尿，既可保证人体水液代谢的正常，又能保证人体阳气不过分地向外耗散
辨证论治	所谓"辨证"，就是将四诊（望、闻、问、切）所收集的资料、症状和体征，通过分析、综合，辨清疾病的原因、性质、部位，以及邪正之间的关系，从而概括、判断为某种性质证候的过程。所谓"论治"，亦称"施治"，则是根据辨证分析的结果，确定相应的治疗原则和治疗方法	辨证（是辨证论治的前提和依据）	证，为疾病发展过程中某一阶段病理本质的概括，反映病因、病位、病性、病势等。能够反映出疾病发展过程中某一阶段的病理变化的本质，因而它比症状能更全面、更深刻、更准确地揭示出疾病的发展过程和本质
		症，为疾病的临床表现	
		论治（是辨证论治的方法和手段）	同一种疾病可以包括几种不同的证，不同的疾病在其发展过程中可以出现相同的证，因此，在临床治疗中往往采取"同病异治"或"异病同治"的方法。 证同治同：异病同治 证异治异：同病异治

二、阴阳学说

阴阳学说相关内容见表 2-2。

表 2-2 阴阳学说

概念	阴阳是自然界相互关联的某些事物和现象对立双方属性的概括	旺盛、萌动、强壮、外向、功能性的——属阳 宁静、寒冷、抑制、内在、物质性的——属阴	
内容	阴阳对立制约	阴阳学说认为自然界一切事物或现象都存在着相互对立、相反相成的阴阳两个方面；阴阳制约，即阴阳相互抑制、相互约束	对立，如上与下，左与右，昼与夜，明与暗，寒与热 制约，如春、夏、秋、冬四季有温、热、凉、寒的气候变化，春夏之所以温热，是因为春夏阳气上升抑制了秋冬的寒凉之气；秋冬之所以寒冷，是因为秋冬阴气上升抑制了春夏温热之气的缘故
	阴阳互根互用	是指事物或现象中相互对立的阴阳两个方面，具有相互依存、相互为用的关系，又称"阴阳相成"	如上为阳，下为阴，没有上，也就无所谓下，没有下，也就无所谓上
	阴阳消长平衡	即阴或阳的一方消耗太过，导致另一方的增加；或阴或阳的一方增多，导致另一方减少	如以四时气候变化而言，从冬至春及夏，气候从寒冷逐渐转暖变热，即是"阴消阳长"的过程。由夏至秋及冬，气候由炎热逐渐转凉变寒，即是"阳消阴长"的过程
	阴阳相互转化	是指在一定的条件下，阴或阳可以各自向其相反方向转化的运动变化形式，即由阴转阳，由阳转阴。阴阳相互转化的条件，一般都表现在事物变化的"物极"阶段	如物极必反、热极生寒
应用	养生；疾病的诊断、治疗；说明人体的组织结构、生理功能、病理变化		

三、五行学说

五行学说的相关内容见表 2-3。

表 2-3　五行学说

五行概念	五行即木、火、土、金、水五种物质的运动和变化							
	五味	五色	五气	五行	五脏	五腑	五官	五志
	酸	青	风	木	肝	胆	目	怒
属性归类	苦	赤	暑	火	心	小肠	舌	喜
	甘	黄	湿	土	脾	胃	口	思
	辛	白	燥	金	肺	大肠	鼻	悲
	咸	黑	寒	水	肾	膀胱	耳	恐
五行关系	相生:是指五行中互相资生和助长 相克:是指五行中互相制约和克服 ——→ 表示相生 ---→ 表示相克				木生火,木克土 火生土,火克金 土生金,土克水 金生水,金克木 水生木,水克火			
五行应用	说明五脏生理功能	脾运化饮食精微充肺气——土生金						
	说明五脏病理传变	肝病影响脾——木克土						
	用于五脏疾病的诊断	面见赤色,口味苦——心病						
	用于五脏疾病的治疗	利用相生关系:滋水涵木(滋肾养肝)、培土生金						
		利用相克关系:培土制水(补脾气除水湿)、抑木扶土						

四、脏腑学说

脏腑学说的相关内容见表 2-4。

表 2-4　脏腑学说

脏腑	五脏	包括:肝、心、脾、肺、肾 共同特点:化生和贮藏气、血、津液等精微物质。藏精气,藏而不泻
	六腑	包括:胆、小肠、胃、大肠、膀胱、三焦 共同特点:受纳和腐熟水谷,传导和排泄糟粕,传化物,泻而不藏
	奇恒之腑	脑、髓、骨、脉、胆、女子胞,形似六腑,功似五脏
脏腑学说的主要特点		以五脏为中心的整体观
五脏及功能	心	主血脉,主藏神,在体合脉,其华在面,开窍于舌,在液为汗,在志为喜——"君主之官"
	肺	主气、司呼吸,主宣发和肃降,通调水道,朝百脉,在体合皮,其华在毛,开窍于鼻,在液为涕,在志为忧——"相傅之官"
	脾	主运化(运化水谷、水湿),脾气主升(升清、升举内脏),主统血。在体合肉、主四肢,其华在唇,开窍于口,在液为涎,在志为思,为"后天之本"——"仓廪之官"
	肝	主疏泄,主藏血,在体合筋,其华在爪,开窍于目,在液为泪,在志为怒——"将军之官"
	肾	主藏精,主水,主纳气,在体为骨,主骨生髓,其华在发,开窍于耳及二阴,在液为唾,在志为恐,为"先天之本"——"作强之官"

六腑功能	胃	受纳与腐熟水谷,胃以降为和,喜燥恶湿
	小肠	受盛化物,泌别清浊
	大肠	传化糟粕,主津
	胆	贮存和排泄胆汁,主决断,又属奇恒之腑
	膀胱	贮尿,排尿
	三焦	是上焦、中焦、下焦的合称,通行元气,为水液运行之道路

五、经络学说

经络学说的相关内容见表2-5。

表2-5 经络学说

经络的概念		运行全身气血,联系脏腑形体官窍,沟通上下内外的通路
经络系统的组成	经脉	十二经脉、奇经八脉、十二经别
	络脉	十五别络、孙络、浮络
	经筋	十二经筋
	皮部	十二皮部
	脏腑	
经络的生理功能		沟通上下内外
		通行气血
		感应传导
		调节机体平衡

六、气血津液学说

气血津液学说的相关内容见表2-6。

表2-6 气血津液学说

	概念		气是构成人体和维持人体生命活动的最基本物质,是不断运动具有很强活力的极细微的精微物质
气	来源		先天精气(肾)、饮食水谷精微之气(脾胃)、自然界清气(肺)
	功能		推动、温煦、防御、固摄、气化
	分类	元气	生成:肾中精气所化生,受后天水谷精气充养,又名"原气""真气"。是人体最基本、最重要的气,是人体生命活动的原动力,是维持生命活动的最基本物质
			分布:藏于肾中,布散全身,无所不至
			功能:推动人体的生长发育和生殖;温煦和激发各个脏腑、经络等组织器官的生理活动
		宗气	生成:肺从自然界吸入的清气和脾胃从饮食中运化而生成的水谷精气结合而成
			分布:聚于胸中,上出咽喉,贯注心脉,向下注于丹田
			功能:走息道以行呼吸;贯心脉以行气血(促进心脏推动血液运行)
		营气	生成:主要来自脾胃运化的水谷精气,由水谷精气中的精华部分所化生
			分布:与血共行于脉中,成为血液的组成部分而循脉上下,营运于全身
			功能:营养和化生血液两个方面。水谷精微中的精华部分,是营气的主要成分,是脏腑、经络等生理活动所必需的营养物质,同时又是血液的组成部分
		卫气	生成:由水谷精气所化生,活动力特别强,流动很迅速
			分布:运行于脉外
			功能:护卫肌表,防御外邪入侵;温养脏腑、肌肉、皮毛等;调节控制腠理的开合、汗液的排泄,维持体温恒定
	气机		指气的运动,包括升、降、出、入四种形式

	概念	运行于脉内的红色液态样物质,是构成人体和维持人体生命活动的基本物质之一
	生成	主要由营气和津液所组成
血		精和血之间相互资生和转化,即"精血同源"
	运行	行于脉中,依赖心气的推动、肺气的输布、脾气的统摄、肝气的调节(肝藏血、主疏泄)
	功能	营养和滋润全身
		神志活动的物质基础
	概念	人体一切正常水液的总称
	生成	饮食中水分,通过脾、胃、小肠、大肠等脏腑的作用而生成
津液	输布 排泄	通过脾的转输、肺的宣降和肾的蒸腾气化,以三焦为通道输布于全身
	功能	滋润濡养
		化生血液
关系		气为血之帅:气能生血(津)、气能行血(津)、气能摄血(津)
		血为气之母:血(津)能载气

七、病因

病因的相关内容见表 2-7。

表 2-7　病因

概念	引起疾病的原因(辨证求因)			
		风邪	阳邪,其性开泄,易袭阳位;风性善行而数变;风为百病之长	
		寒邪	阴邪,易伤阳气;寒性收引、凝滞;主痛	
	六淫	暑邪	阳邪,其性炎热;暑性升散,耗气伤津;暑多挟湿	
		湿邪	阴邪,易阻遏气机;湿性重浊、黏滞;湿性趋下,易袭阴位	
		燥邪	阳邪,其性干涩,易伤津液;燥易伤肺	
		火邪(热邪)	阳邪,其性炎上;易耗气伤律;易生风动血;易致疮痈	
	疠气	发病急、病情重、症状相似、传染性强、易于流行		
		概念	喜、怒、忧、思、悲、恐、惊七种情志变化,心在志为喜,肝在志为怒,脾在志为思,肺在志为忧,肾在志为恐	
	七情		直接伤及内脏:怒伤肝,喜伤心,思伤脾,忧伤肺,恐伤肾	
		致病特点	影响脏腑气机:怒则气上,喜则气缓,悲则气消,恐则气下,惊则气乱,思则气结	
分类			加重病情	
			概念	停滞于体内不能正常代谢的津液,是病理产物,一旦形成便成为新的致病因素
		痰饮		阻滞气机,影响气血运行
			致病特点	致病广泛,变化多端
				重浊黏滞,缠绵不解
	其他			扰乱神明,蒙蔽心包
			概念	停滞于体内不能正常循行的血液,是病理产物,一旦形成便成为新的致病因素
		瘀血		疼痛:刺痛
			致病特点	肿块:青紫,质硬不移,拒按
				出血:多紫暗,挟带血块
		饮食	饮食不节、饮食不洁、饮食偏嗜	
		劳逸	过劳、过逸	

八、病机

病机的相关内容见表 2-8。

表 2-8　病机的相关内容

概念	病机,即疾病发生、发展与变化的机理	
分类	邪正盛衰	正盛邪退
		邪去正虚
		正虚邪恋
		邪盛正虚
	阴阳失调	阴阳偏盛
		阴阳偏衰
	气血津液失常	气血津液不足
		气血津液运行失常

九、辨证

（1）八纲辨证，见表 2-9。

表 2-9　八纲辨证

表证	发热,恶寒(或恶风),舌苔薄白,脉浮	
里证	初起无恶寒发热,但寒、但热,多有舌质、舌苔的改变,脉沉 多见于外感病的中、后期或内伤病,以脏腑症状为主要表现,起病有急有缓,一般病情较重,病程较长	
半表半里证	寒热往来,胸胁苦满,沉默不欲语言,不欲饮食,心烦喜呕,口苦咽干,脉弦	
寒证	恶寒或畏寒喜暖,小便清长,大便溏薄,脉迟等	表寒证:恶寒重,发热轻,头痛,身痛,苔薄白而润,脉浮紧或浮缓。可见鼻塞流清涕,咽喉作痒,咳嗽痰稀
		里寒证:畏寒喜暖,口不渴,喜热饮,面白肢冷,尿清便溏,舌淡苔白,脉迟
热证	发热恶热,烦躁不安,面赤、目红,口渴喜冷饮,痰涕黄稠,吐血、衄血,小便短少,大便秘结,舌红苔黄,脉数	表热证:恶寒轻,发热重,头痛,口渴,咽痛,舌红,苔薄黄欠润,脉浮数。可见鼻塞流黄涕,咳嗽痰黄
		里热证:发热恶热,口渴,喜冷饮,面红肢热,尿黄便秘,舌红苔黄,脉数
虚证	精神萎靡,肢体乏力,声低气微,疼痛喜按,舌胖嫩少苔或无苔,脉无力	血虚证:头晕眼花,唇色淡白,心悸失眠,手足麻木,妇女经少或经闭,舌淡,脉细乏力
		气虚证:少气懒言,语声低微,自汗,乏力,舌淡,脉虚弱
		阴虚证:形体消瘦,口燥咽干,潮热盗汗,五心烦热,颧红,小便短黄,大便干结,舌红少津少苔,脉细数
		阳虚证:畏寒肢冷,蜷卧嗜睡,口淡不渴,身倦乏力,少气懒言,自汗,小便清长或尿少浮肿,面色㿠白,大便溏,舌淡胖,苔白滑,脉沉迟无力
实证	精神烦乱,肢体躁动,声高气粗,胸腹胀满不减,疼痛拒按,大便秘结,小便短涩甚至排尿时疼痛,舌苍老苔厚,脉有力	
阴证	精神萎靡,面色苍白,畏寒肢冷,气短声低,口不渴,痰清,便溏,舌淡胖嫩,苔白,脉迟弱	
阳证	身热面赤,精神烦躁,气壮声高,口渴喜冷饮,呼吸气粗,大便秘结,小便短赤,舌红绛,脉洪紧实	

（2）气血津液辨证，见表 2-10。

表 2-10　气血津液辨证

气病	气虚证	少气懒言,声音低微,呼吸气短,神疲乏力,头晕目眩,自汗,活动时诸症加剧,舌淡嫩,脉虚无力
	气陷证	头晕眼花,耳鸣,少气倦息,腹部有坠胀感,脱肛或子宫脱垂等。舌淡苔白,脉弱
	气滞证	胸胁脘腹胀闷、疼痛,攻窜阵发
	气逆证	肺气上逆,则见咳嗽喘息;胃气上逆,则见呃逆、嗳气、恶心、呕吐;肝气上逆,则见头痛、眩晕、昏厥,呕血等

血病	血虚证	面白无华或萎黄,唇色淡白,爪甲苍白,头晕眼花,心悸失眠,手足发麻,妇女经血量少色淡,经期错后或闭经,舌淡苔白,脉细无力
	血瘀证	疼痛如针刺刀割,痛有定处,拒按,夜间加剧。肿块在体表者,色呈青紫;在腹内者,紧硬按之不移,称为癥积。出血反复不止,色泽紫暗,中夹血块,或大便色黑如柏油。面色黧黑,肌肤甲错,口唇爪甲紫暗,或皮下紫斑,或肌表赤丝如缕,或腹部青筋外露,或下肢筋青胀痛等。妇女常见经闭。舌质紫暗,或见瘀斑瘀点,脉象细涩
	血热证	咳血、吐血、尿血、衄血、便血、月经量多、崩漏,疮疖疔痈,舌红绛,脉滑数
	血寒证	手足或少腹冷痛,肤色紫暗发凉,喜暖恶寒,得温痛减,妇女月经衍期,痛经,经色紫暗,夹有血块,舌紫暗,苔白,脉沉迟涩
津液病	津亏证	口咽干、便干、皮肤干
	水湿停聚证	水肿
		痰饮
气血同病	气血两虚证	气虚证、血虚证并见
	气虚血瘀证	气虚证、血瘀证并见
	气滞血瘀证	肝郁气滞兼血瘀证
	气虚失血证	脾气虚兼出血证
	气随血脱证	大出血,气脱亡阳

(3) 脏腑辨证,见表2-11。

表 2-11 脏腑辨证

心与小肠病	心血虚证	心悸,失眠,多梦,健忘,头晕,面色淡白或萎黄,唇、舌淡白,脉细弱
	心气虚证	心悸,胸闷,气短,自汗,倦怠无力,精神疲惫,活动或劳累后症状加重,面色淡白,舌淡,脉虚
	心阴虚证	心烦,心悸,失眠,多梦,五心烦热,潮热盗汗,两颧发红,舌红少津,脉细数
	心阳虚证	心悸怔忡,心前区憋闷或痛,畏寒肢冷,面色㿠白,或面唇青紫,自汗,舌淡胖或紫暗,苔白滑,脉微细或结代
	心火亢盛证	心中烦热或失眠,口渴饮冷,尿黄赤,舌尖红,舌体糜烂,脉数。小肠实热还可见尿血、尿道灼热疼痛等
	心脉痹阻证	心悸怔忡,心胸憋闷作痛,痛引肩背及臂内侧,时作时止。或见痛如针刺,舌质紫暗,或见紫点、紫斑,脉细涩或结代。或心胸闷痛,体胖多痰,身重困倦,舌苔白腻,脉沉滑或沉涩。或遇寒痛剧,形寒肢冷,舌淡苔白,脉沉迟或沉紧。或疼痛而胀,胁胀闷,喜太息,常因情志不畅而发作,舌淡白,脉弦
肺与大肠病	肺气虚证	气短喘促,咳痰无力,自汗怕冷,面色苍白,痰多清稀,舌淡苔白,脉虚弱
	肺阴虚证	干咳无痰,或痰少而稠,或痰中带血,午后潮热,颧红盗汗,五心烦热,或口干咽燥,舌红少苔,脉细数
	风寒袭肺证	咳嗽声重有力,吐痰稀白,鼻塞流涕,恶寒发热,头痛,无汗,苔薄白,脉浮紧
	风热犯肺证	咳嗽,痰黄质稠,鼻塞,流黄浊涕,发热,微恶风寒,口微渴,或咽痛,舌尖红,苔薄黄,脉浮数
	燥邪伤肺证	干咳少痰,痰黏难咯,或喘咳唾白沫,鼻燥咽干,咳甚则胸痛,舌干苔薄而少津,脉细数,或兼有发热,恶风寒,头痛等表证
	肺热炽盛证	病势急,咳嗽,气喘息粗,鼻翼扇动及火热证
	痰热壅肺证	发热,咳喘,痰量多黄而稠
	痰湿阻肺证	咳嗽,痰多,色白,质黏易咯,胸闷,痰鸣气喘,舌淡苔白腻,脉滑
	寒痰壅肺证	咳喘,痰多,色白,质稀,易咯,形寒肢冷,舌淡白腻或白滑,脉濡缓或滑
	大肠湿热证	腹痛,下痢或腹泻及湿热证
	大肠津亏证	大肠干燥,排便困难
脾与胃病	脾气虚证	食少纳呆,食后脘腹胀满,少气懒言,四肢倦怠,面色萎黄,形体消瘦,大便溏薄,舌淡苔白,脉缓弱
	脾虚气陷证	脘腹重坠,内脏下垂(脱肛、胃下垂、子宫脱垂等)及脾气虚证
	脾阳虚证	食少,腹胀,腹痛,便溏及虚寒症状
	脾不统血证	各种慢性出血及气血两虚症状
	湿热蕴脾证	腹胀,纳呆,身热,身重,便溏不爽,苔黄腻

续表

脾与胃病	寒湿困脾证	腹胀,纳呆,身重,便溏,苔白腻
	胃阴虚证	胃脘灼痛、嘈杂、饥不择食及虚热证
	胃寒证	胃脘冷痛,轻则绵绵不已,重则拘急剧痛,遇寒则甚,得温则减,口淡不渴,口泛清水,或食后作吐,肠鸣辘辘,舌淡苔白滑,脉弦或迟
	胃热证	胃脘灼痛,消谷善饥及实热证
	食滞胃脘证	脘腹胀满或疼痛,嗳腐吞酸,厌食,呕吐,矢气酸臭,大便秘结或泻泄,舌苔厚腻,脉滑
肝与胆病	肝血虚证	眩晕眼花,视物模糊,肢麻,面舌爪甲淡白及血虚证
	肝阴虚证	头晕眼花,两目干涩,胁痛及阴虚证
	肝气郁结证	情志抑郁,易怒,胸胁或少腹胀痛,喜叹息
	肝火上炎证	头痛,面红目赤,急躁易怒,口苦,舌红苔黄,脉弦数
	肝阳上亢证	眩晕,耳鸣,头目胀痛,急躁易怒,失眠多梦,头重脚轻,腰膝酸软
	肝风内动证	眩晕欲仆,震颤抽搐
	肝胆湿热证	胁肋部胀痛,厌食,小便短赤,舌红苔黄腻
	寒滞肝脉证	少腹、前阴、巅顶冷痛及寒实证
	胆郁痰扰证	胆怯易惊,口苦呕恶,舌苔黄腻,脉弦滑数
肾与膀胱病	肾阴虚证	头晕目眩,耳鸣,腰膝酸软无力,低热,颧红,口干,盗汗,手足心热,舌红,脉细数
	肾阳虚证	畏寒肢冷,腰膝冷痛,男子阳痿、早泄,女子宫寒不孕,小便清长,夜尿多,或尿少浮肿,舌淡苔白,脉沉迟
	肾精不足证	小儿生长发育迟缓,成人生殖机能低下及早衰
	肾气不固证	腰膝酸软,小便、精液、经带、胎气不固,并见气虚症状
	肾不纳气证	久病咳喘,呼多吸少,气不得续,动则喘息更甚及气虚证
	肾虚水泛证	浮肿,腰以下尤甚,尿少,畏寒肢冷
	膀胱湿热证	尿急,尿频,尿道灼热并伴见湿热证

脏腑兼病

心肺气虚证	心脾气血虚证	心肝血虚证	心肾阳虚证	心肾不交证
脾肺气虚证	肺肾气虚证	肺肾阴虚证	肝火犯肺证	肝郁脾虚证
肝胃不和证	肝肾阴虚证	脾肾阳虚证		

十、防治原则

防治原则的相关内容见表 2-12。

表 2-12　防治原则

预防原则	未病先防:增强正气,防止邪气侵害	
	既病防变:早诊断、早治疗,控制疾病的传变	
治疗原则	扶正祛邪	扶正
		祛邪
		扶正与祛邪兼用
	标本先后	缓则治本
		急则治标
		标本同治
	正治与反治	正治(逆治):寒者热之、热者寒之、虚者补之、实者泻之
		反治(从治):热因热用、寒因寒用、塞因塞用、通因通用
	调整阴阳	损其有余
		补其不足
	因人、因时、因地制宜	

11

【试题演练】

一、判断题（判断下列各题观点的正误，正确的打√，错误的打×）

1. 辨症论治、整体观念是中医学的基本特点。（　）

2. 证同治亦同、证异治亦异是异病同治、同病异治的依据。（　）

3. 中医治疗疾病的根本原则是"治病求本"。（　）

4. 肝主疏泄的生理功能可以影响人体的诸多方面，包括调畅气机、调节情志、推动血液的运行、促进脾胃的运化等。（　）

5. 气的固摄作用使血液在脉中流动而不溢出脉外。（　）

二、单项选择题（下列各题备选项中，只有一个正确答案）

1. 下列事物根据阴阳属性判定属阴的是（　　　）。

　　A. 五脏　　　　　　B. 六腑　　　　　　C. 运动　　　　　　D. 升浮

2. 下列事物属性的五行归类属于水的是（　　　）。

　　A. 肝　　　　　　　B. 心　　　　　　　C. 肺　　　　　　　D. 肾

3. 下列关于五行相克关系正确的是（　　　）。

　　A. 木克水　　　　　B. 金克木　　　　　C. 火克土　　　　　D. 土克木

4. 心开窍于（　　）。

　　A. 目　　　　　　　B. 舌　　　　　　　C. 口　　　　　　　D. 鼻

5. （　　）是气血生化之源，后天之本。

　　A. 肺　　　　　　　B. 脾　　　　　　　C. 肾　　　　　　　D. 心

6. 受盛化物，泌别清浊是（　　　）的功能。

　　A. 三焦　　　　　　B. 脾　　　　　　　C. 胃　　　　　　　D. 小肠

7. 推动人体生长、发育，激发脏腑功能的是（　　　）。

　　A. 宗气　　　　　　B. 元气　　　　　　C. 卫气　　　　　　D. 营气

8. 寒邪的性质和致病特点是（　　　）。

　　A. 善行数变　　　　B. 重浊黏滞　　　　C. 伤津耗气　　　　D. 收引凝滞

9. 七情致病直接伤及内脏，其中思伤（　　　）。

　　A. 肝　　　　　　　B. 脾　　　　　　　C. 肾　　　　　　　D. 心

10. 咳嗽喘息，呃逆，嗳气、恶心、呕吐等是（　　　）临床表现。

　　A. 气逆证　　　　　B. 气虚证　　　　　C. 气滞证　　　　　D. 气陷证

【实践技能】

　　案例1： 一中年妇女少气懒言，气短乏力，头晕目眩，自汗，舌质淡嫩，脉虚。

　　案例2： 一青年女子乳房胀痛，痛经，血色紫暗瘀块，舌紫暗瘀斑，脉弦涩。

　　案例3： 一壮年男子咳嗽，痰黄质稠，鼻塞，流黄浊涕，发热，咽痛，口微渴，舌红苔薄黄，脉浮数。

案例4：一老年男子咳嗽少痰，口燥咽干，声音嘶哑，腰膝酸软，潮热盗汗，遗精，舌红少苔，脉细数。

案例5：一女子眩晕耳鸣，头目胀痛，面红目赤，急躁易怒，走路自觉头重脚轻，腰膝酸软，舌红少津，脉弦有力。

案例6：一青年男子三天前运动出汗，回家即脱衣吹风，当晚出现恶寒发热，自测体温37.8℃，无汗，鼻塞，流清涕，咽痒，间有咳嗽，舌薄白，脉浮紧。

案例7：一老年男子精神抑郁，表情淡漠，神识痴呆，举止失常，舌苔白腻，脉滑。

案例8：一老年女子形体消瘦，午后潮热，五心烦热，或骨蒸劳热，颧红盗汗，大便干燥，尿少色黄，舌红绛少苔或无苔，脉细数

案例9：一老年男子面色苍白，冷汗淋漓，四肢厥冷，呼吸微弱，精神疲惫，神情淡漠，甚至昏迷，舌淡润，脉微欲绝。

案例10：一青年女子近一年来经常失眠，并有心悸，健忘，食欲不振，便溏，月经常提前而至，行经持续10天，月经量大色淡，神疲乏力，头晕，面白舌淡，脉细。

参考答案：
案例1：
辨证——气虚证（虚证）。
治法——补气。
案例2：
辨证——气滞血瘀证（实证）。
治法——疏肝理气，活血化瘀。
案例3：
辨证——风热犯肺证。
治法——清宣肺热，化痰止咳。
案例4：
辨证——肺肾阴虚证。
治法——滋补肺肾。
案例5：
辨证——肝阳上亢证。
治法——滋阴潜阳。
案例6：
辨证——风寒表证。
治法——辛温解表。
案例7：
辨证——痰蒙心神证。
治法——涤痰开窍或化痰清心。

案例 8：

辨证——肾阴虚证。

治法——滋补肾阴。

案例 9：

辨证——亡阳证。

治法——回阳救逆。

案例 10：

辨证——心脾两虚证

治法——补益心脾，益气生血。

中 药 学 知 识

【理论框架】

中药学知识
1. 历代本草常识
2. 中药性能理论:四气五味,升降浮沉,归经,毒性
3. 中药应用禁忌:七情理论,配伍禁忌,妊娠禁忌,饮食禁忌
4. 中药各论要点:解表药,清热药,泻下药,祛风湿药,芳香化湿药,利水渗湿药,温里药,理气药,消食药,驱虫药,止血药,活血化瘀药,化痰止咳平喘药,安神药,平肝息风药,开窍药,补虚药,收涩药,涌吐药,外用药

【知识细目】

一、历代本草常识

历代本草著作的简要内容见表 3-1。

表 3-1　历代本草著作

《神农本草经》	汉代,记载 365 种药的功效主治,为我国现存最早的药学专著
《雷公炮炙论》	南朝刘宋时代,雷敩著,我国第一部炮制专著,介绍 300 种中药的炮制方法及炮制目的
《新修本草》	唐代,我国乃至世界最早的一部药典,载药 844 种,图文并茂
《本草纲目》	明代李时珍著,载药 1892 种,内容空前丰富,是公认的科学巨著

二、中药性能理论

中药性能理论内容见表 3-2。

表 3-2　中药性能理论

四气五味	四气 (四性)	寒	能清热、泻火、解毒,多用于治疗阳盛热证。如石膏、栀子清热泻火,黄连、金银花清热解毒等
		凉	
		温	能散寒、温里、助阳,多用于治疗阴盛寒证。如附子、肉桂回阳救逆,干姜、吴茱萸温中散寒
		热	
		平	寒热之性不甚明显,作用比较缓和,这些药物的性能大多由它所具有的"味"来体现

四气五味	五味	辛	发散、行气、行血,多用于表证、气血阻滞等病证
		甘	补益、和中、缓急,多用于虚弱病证,或缓解拘急疼痛,或调和诸药等
		酸(涩)	收敛、固涩,多用于多汗、泄泻、尿频、滑精及出血等滑脱病证
		苦	燥湿、泻下、泻热,多用于湿证、热证、便秘等
		咸	软坚散结,泻下通便,多用于瘰疬痰核、瘿瘤痞块及热结便秘、大便燥结等病证
		淡	渗湿、利水,多用于水湿停蓄所致的泄泻、水肿、小便不利等病证
	性味相同的药物,其主要作用也大致相同		
升降浮沉	指药物在体内作用的趋向性能		
	升浮的作用趋势是向上、向外;沉降的作用趋向是向下、向内		
归经	指药物对于机体某一部分或某些部分(脏腑、经络)的选择性治疗作用,在于指明药物在机体中的作用部位和范围		
	归经理论,是以脏腑、经络理论为基础,以所治具体病症为依据		
毒性	毒,古时为药物的总称		
	毒性,指药物的偏性(广义)		
	毒性,指药物对人体的毒副作用(狭义)		

三、中药应用禁忌

中药应用禁忌见表 3-3。

表 3-3　中药应用禁忌

七情配伍	单行	单味药防治疾病,如独参汤
	相须	性能相似的药物配合应用,增强原有功效,如石膏与知母相须为用
	相使	部分性能相似的主、辅药物配合应用,辅药能增强主药原有功效,如黄芪与茯苓相使为用
	相畏	一种药物的毒副作用,被另一种药物消减,如半夏畏生姜
	相杀	一种药物能消除或减轻另一种药物毒副作用,如生姜杀半夏
	相恶	一种药物能消除或减低另一种药物功效,如人参恶莱菔子
	相反	一种药物和另一种药物合用能产生毒副作用,如十八反、十九畏中的药对
配伍禁忌	十八反	①乌头(包括川乌、草乌、附子加工品)反半夏(包括法半夏、清半夏、姜半夏、半夏曲)、瓜蒌(包括瓜蒌皮、瓜蒌子、瓜蒌霜、天花粉)、贝母(包括川贝母、浙贝母、伊贝母、平贝母、湖北贝母)、白蔹、白及 ②甘草反海藻、京大戟、红大戟、甘遂、芫花 ③藜芦反人参、红参、人参叶、西洋参、党参、南沙参、北沙参、丹参、玄参、苦参、细辛、白芍、赤芍
	十九畏	硫黄畏芒硝、玄明粉,水银畏砒霜,狼毒畏密陀僧,巴豆、巴豆霜畏牵牛子(黑丑、白丑),丁香、母丁香畏郁金,芒硝、玄明粉畏三棱,川乌、草乌畏犀角,人参、人参叶、红参畏五灵脂,官桂、肉桂畏赤石脂
妊娠禁忌	禁用药	**禁用的大多是毒性较强或药性猛烈的药物**:生巴豆、巴豆霜、马钱子、马钱子粉、芫青、红娘子、甘遂、芫花、京大戟、红大戟、生狼毒、闹羊花、雪上一枝蒿、红升丹、生千金子、千金子霜、轻粉、砒石、砒霜、水银、生川乌、生草乌、生白附子、生天南星、天仙子、雄黄、斑蝥、三棱、莪术、土鳖虫、水蛭、牵牛子、阿魏、丁公藤、猪牙皂、商陆、麝香、蜈蚣、干漆、大皂角、马兜铃、天仙藤、朱砂、全蝎、两头尖、罂粟壳等
	慎用药	**慎用的包括通经祛瘀、行气破滞,以及辛热等药物**:三七、大黄、天南星、王不留行、片姜黄、制川乌、制草乌、附子、白附子、西红花、肉桂、桂枝、冰片、苏木、郁李仁、虎杖、卷柏、枳壳、枳实、漏芦、禹余粮、急性子、穿山甲、桃仁、红花、凌霄花、常山、牛膝、川牛膝、赭石、硫黄、玄明粉、芒硝、通草、瞿麦、番泻叶、芦荟、木鳖子、蒲黄、蟾酥、天花粉、牡丹皮、苦楝皮、乳香、没药、益母草、薏苡仁、牛黄、人工牛黄、体外培育牛黄等
饮食禁忌	服药期间忌食生冷、油腻、腥膻、辛辣等食物	

四、中药各论要点

按功效分类，重点介绍每类药的基本情况和具体的常用药物名称，见表3-4。

表3-4 每类药的基本情况和具体的常用药物名称

解表药	发散风寒药	麻黄、桂枝、香薷、紫苏叶、生姜、荆芥、防风、羌活、细辛、白芷、苍耳子、辛夷、藁本、西河柳(柽柳)、葱白、芫荽
	发散风热药	薄荷、蝉蜕、牛蒡子、桑叶、菊花、葛根、柴胡、升麻、蔓荆子、淡豆豉、浮萍、木贼
	①辛味,性有凉、温之别,以归肺与膀胱经为主 ②善走肌表,能促使患者发汗或微发汗,使表邪从汗而解。主要用于表证 ③入汤剂一般不宜久煎,以免影响药效	
清热药	清热泻火药	石膏、知母、栀子、淡竹叶、芦根、天花粉、夏枯草、决明子、鸭跖草、密蒙花、青葙子
	清热燥湿药	黄芩、黄连、黄柏、龙胆、苦参、白鲜皮、秦皮
	清热解毒药	金银花、连翘、蒲公英、紫花地丁、大青叶、板蓝根、青黛、白头翁、射干、山豆根、穿心莲、野菊花、土茯苓、鱼腥草、大血藤、木蝴蝶、马齿苋、半枝莲、半边莲、白蔹、贯众、白花蛇舌草、熊胆粉、重楼、拳参、马勃、鸦胆子、败酱草、漏芦、金荞麦、青果、地锦草、山慈菇、千里光、四季青、绿豆
	清热凉血药	生地黄、玄参、牡丹皮、赤芍、水牛角、紫草
	清虚热药	青蒿、地骨皮、白薇、胡黄连、银柴胡
	①性寒凉,归经范围较广,涉及五脏六腑 ②清热泻火、清热燥湿、清热解毒、清热凉血、退虚热,分别用于各种里热证候 ③应中病即止,脾胃虚寒者慎用	
泻下药	攻下药	大黄、芒硝、番泻叶、芦荟
	润下药	火麻仁、郁李仁
	峻下逐水药	巴豆、牵牛子、京大戟、红大戟、芫花、甘遂、千金子、商陆、狼毒
	①为沉降之品,主归大肠经 ②泻下通便,清热泻火,逐水退肿,主要用于大便秘结,胃肠积滞,实热内结及水肿停饮等里实证 ③年老体虚,脾胃虚弱者慎用泻下药,峻下逐水药;妇女胎前产后及月经期忌用;泻下药泻下作用强,应中病即止;严格控制有毒药物的剂量	
祛风湿药	祛风寒湿药	独活、威灵仙、川乌、草乌、蕲蛇、乌梢蛇、金钱白花蛇、木瓜、蚕沙、伸筋草、青风藤、海风藤、丁公藤、路路通、穿山甲、昆明山海棠
	祛风热湿药	防己、秦艽、桑枝、豨莶草、臭梧桐、海桐皮、络石藤、雷公藤、老鹳草、丝瓜络
	祛风湿强筋骨药	桑寄生、五加皮、狗脊、千年健、雪莲花、天山雪莲
	①辛苦,性多温 ②驱除留着于肌肉、经络、筋骨的风湿之邪,主要用于风湿痹证之肢体疼痛,关节不利、肿大,筋脉拘挛等证 ③辛温性燥的祛风湿药,易伤阴耗血,阴血亏虚者慎用	
芳香化湿药	广藿香、砂仁、豆蔻、苍术、厚朴、佩兰、草豆蔻、草果	
	①多辛温,归脾、胃经 ②促进脾胃运化,消除湿浊之邪,推动中焦气机;主要用于湿阻中焦,症见脘腹痞满,食欲不振,恶心呕吐,大便溏薄,肢体困倦,舌苔白腻 ③入汤剂不宜久煎;大部分化湿药辛温香燥,易耗气伤阴,故阴虚血燥及气虚者宜慎用	
利水渗湿药	利水消肿药	茯苓、薏苡仁、猪苓、泽泻、香加皮、冬瓜皮、玉米须、葫芦、枳椇子
	利尿通淋药	车前子、滑石、川木通、石韦、通草、扁蓄、瞿麦、地肤子、海金沙、粉萆薢、绵萆薢、冬葵子、灯心草
	利湿退黄药	茵陈、金钱草、虎杖、地耳草、垂盆草、鸡骨草、珍珠草
	①多甘淡,性平或微寒,归膀胱、小肠经 ②利水消肿,利尿通淋,利湿退黄;主要用于水湿内停证,症见小便不利、水肿、泄泻、痰饮、淋证、黄疸、湿疮、带下、湿温等 ③利水渗湿药易耗伤津液,阴亏津少,遗精遗尿者慎用;滑利作用较强的药物,孕妇慎用	

温里药	附子、干姜、肉桂、吴茱萸、丁香、小茴香、八角茴香、高良姜、花椒、胡椒、荜茇、荜澄茄、红豆蔻	
	①多味辛,性温热,主入脾、肾、心经 ②温中散寒,温肾助阳。治疗里寒实证为主。因主要归经不同而有多种效用:a. 主入脾胃经者,能温中散寒止痛,治疗外寒内侵,直中脾胃或脾胃虚寒证,症见脘腹冷痛、呕吐泄泻、舌淡苔白等。b. 主入肺经者,能温肺化饮,治疗肺寒痰饮证,症见痰鸣咳喘、痰白清稀、舌淡苔白滑等。c. 主入肾经者,能温肾助阳,治疗肾阳不足证,症见阳痿宫冷、腰膝冷痛、夜尿频多、滑精遗精等。d. 主入心肾两经者,能温阳通脉、回阳救逆,治疗心肾阳虚证及亡阳厥逆证,症见心悸怔忡、畏寒肢冷、小便不利、肢体浮肿及四肢厥逆、脉微欲绝等。e. 主入肝经者,能暖肝散寒止痛,治疗寒侵肝经引起的少腹痛、寒疝腹痛或厥阴头痛等 ③注意:a. 温里药辛热燥烈,易耗阴动火,热证、阴虚证忌用。b. 真热假寒证禁用。c. 孕妇慎用	
理气药	陈皮、枳实、木香、沉香、薤白、香附、青皮、川楝子、枳壳、乌药、檀香	
	①多辛苦温而芳香,主要归脾、胃、肝、肺经 ②理气健脾,疏肝解郁,理气宽胸,行气止痛,破气散结。主要用于治疗脾胃气滞所致的脘腹胀痛、嗳气吞酸、恶心呕吐、腹泻或便秘等;肝气郁滞所致胁肋胀痛、抑郁不乐、疝气疼痛、乳房胀痛、月经不调等;肺气壅滞所致胸闷胸痛、咳嗽气喘等 ③本类药辛香温燥,易耗气伤阴,故气阴不足者慎用	
消食药	山楂、麦芽、神曲、莱菔子、鸡内金、稻芽、谷芽	
	①多味甘性平,归脾、胃经 ②消食化积,健脾和胃。用于饮食积滞所致的脘腹胀满,嗳气吞酸,恶心呕吐,不思饮食,大便失常及脾胃虚弱,消化不良等 ③个别药辛散耗气,气虚无积滞者慎用	
驱虫药	使君子、苦楝皮、槟榔、南瓜子、鹤草芽、雷丸、榧子、鹤虱、芜荑	
	①入脾、胃、大肠经 ②杀灭或麻痹肠道寄生虫,促使其排出体外。用于蛔虫病、蛲虫病、绦虫病、钩虫病、姜片虫病等多种肠道寄生虫病。症见不思饮食或多食善饥,嗜食异物,绕脐腹痛,时发时止,胃中嘈杂,呕吐清水,肛门瘙痒等;日久见面色萎黄、肌肉消瘦,腹部膨大等;某些祛虫药兼有消积、行气、行水、润肠、止痒等作用,用于食积、小儿疳积、气滞、水肿、便秘、疥癣瘙痒等 ③空腹服效佳;部分药有毒,应控制剂量;发热或腹痛剧烈时不宜用;多与泻下药同用,利于虫体排除	
止血药	凉血止血药	小蓟、地榆、大蓟、槐花、侧柏叶、白茅根、苎麻根、羊蹄
	化瘀止血药	三七、茜草、蒲黄、花蕊石
	收敛止血药	白及、仙鹤草、紫珠叶、血余炭、棕榈、藕节
	温经止血药	艾叶、炮姜、灶心土
	①入血分,主归心、肝经,药性有寒、温、散、敛之别 ②分别具有凉血止血、温经止血、化瘀止血、收敛止血的作用,用于治疗咯血、咳血、衄血、吐血、便血、尿血、崩漏、紫癜及外伤出血等 ③注意:a. 必须根据出血的原因选择相应的止血药。b. 使用凉血止血药和收敛止血药时,应做到"止血不留瘀"。c. 止血药多炒炭用,以增强止血效果,但要注意炒炭存性	
活血化瘀药	川芎、延胡索、郁金、乳香、没药、丹参、红花、桃仁、益母草、牛膝、莪术、月季花、王不留行、土鳖虫、水蛭、鸡血藤、三棱、姜黄、西红花、五灵脂、降香、凌霄花、泽兰、血竭、马钱子、苏木、自然铜、儿茶、刘寄奴	
	①多味辛苦而性温,以归心、肝经为主 ②具有行血、散瘀、通经、利痹、消肿及定痛等功效。主要适用于血行失畅、瘀血阻滞之证。用于血瘀经闭、产后瘀阻腹痛、胸痹、胁痛、跌打损伤、瘀肿疼痛、癥瘕积聚,以及风湿痹痛、肢体不遂、疮疡肿痛等病证 ③月经过多不宜应用,孕妇慎用或忌用	

化痰止咳平喘药	温化寒痰药	半夏、天南星、旋覆花、白前、白附子、芥子、皂荚、猫爪草
	清化热痰药	川贝母、浙贝母、瓜蒌、竹茹、竹沥、昆布、桔梗、前胡、胖大海、海藻、海蛤壳、瓦楞子、天竺黄、黄药子、礞石、海浮石
	止咳平喘药	苦杏仁、紫苏子、百部、紫菀、款冬花、枇杷叶、桑白皮、葶苈子、白果、马兜铃、矮地茶、洋金花
	①以化痰、止咳、平喘为其主要作用,化痰药主治痰证,包括痰阻于肺的咳喘痰多,痰蒙心窍的昏厥、癫痫,痰蒙清阳的眩晕,痰扰心神的失眠,肝风夹痰的中风、惊厥,痰阻经络的肢体麻木、半身不遂、口眼㖞斜,痰火互结的瘿瘤、瘰疬等。止咳平喘药主治各种咳嗽气喘、呼吸困难的病证 ②化痰药,多为行消之品,应中病即止,不宜久服	
安神药	重镇安神药	朱砂、磁石、琥珀、龙骨
	养心安神药	酸枣仁、柏子仁、远志、首乌藤、合欢皮、灵芝
	①味以甘平为主,多归心、肝、肾三经。心藏神,故安神药主要归心经,又因肝藏魂、肾藏志,故又与肝肾密切相关,安神药均具安定神志的作用 ②矿物药质重沉降,具有重镇安神作用,植物类药质润性补,具有养心安神作用。适用于心气虚、心血虚、心火亢盛及肝血虚等所致的心神不宁、心悸怔忡、失眠多梦及惊痫癫狂等 ③矿物类药物,如作丸散服,易耗伤胃气,须酌情配伍养胃健脾之品;且只宜暂服,不宜久用。部分药物具有毒性,更须慎用	
平肝息风药	平肝潜阳药	石决明、牡蛎、赭石、珍珠母、刺蒺藜、罗布麻叶
	息风止痉药	羚羊角、钩藤、天麻、牛黄、地龙、全蝎、僵蚕、蜈蚣、珍珠
	①本类药性偏寒凉,味咸或甘、苦,主要归肝经 ②分别具有平肝潜阳、熄风止痉之功。主要适用于肝风内动,惊痫抽搐;肝阳上亢,头痛眩晕及肝火上炎证 ③本类药物性有寒温之异,应区别使用。如药性寒凉之品,适用于肝经热盛者;药性偏温燥之品,血虚阴伤者慎用	
开窍药	麝香、冰片、安息香、苏合香、石菖蒲	
	①辛温为主,少数药物为辛寒。以归心经为主,兼归脾、胃经 ②通关开窍,苏醒神志。适用于邪气蒙闭心窍,神明内闭之证 ③开窍药为救急、治标之品,只宜暂用,不宜久服;因其芳香走窜,易伤元气,故虚脱证的神志昏迷,应当忌用;气味芳香,易于挥发,一般不入煎剂,多入丸散服用	
补虚药	补气药	人参、党参、西洋参、黄芪、白术、山药、甘草、大枣、太子参、蜂蜜、刺五加、绞股蓝、沙棘、红景天
	补血药	当归、熟地黄、白芍、何首乌、阿胶、龙眼肉
	补阳药	鹿茸、淫羊藿、杜仲、菟丝子、肉苁蓉、续断、补骨脂、益智仁、蛤蚧、巴戟天、沙苑子、冬虫夏草、锁阳、蛤蟆油、紫河车、核桃仁、仙茅、海狗肾、海马、韭菜子、胡芦巴、阳起石、紫石英
	补阴药	北沙参、南沙参、麦冬、天冬、玉竹、百合、石斛、枸杞子、龟甲、鳖甲、黄精、女贞子、黑芝麻、桑椹、墨旱莲
	①味甘,性凉或性温 ②具补气、补血、补阴、补阳的功效。分别用于气虚、血虚、阴虚、阳虚等病证 ③本类药物一般不适用于有实邪的病证,如误用补虚药,易致"闭门留寇",加重病情 ④服用补虚药应适当配伍健脾益胃药,以促进消化吸收,充分发挥补虚药的作用 ⑤入汤剂宜久煎	
收涩药	固表止汗药	麻黄根、浮小麦
	敛肺涩肠药	五味子、乌梅、五倍子、罂粟壳、诃子、肉豆蔻、赤石脂、禹余粮、石榴皮
	固精缩尿止带药	莲子、芡实、山茱萸、覆盆子、桑螵蛸、海螵蛸、金樱子、鸡冠花、刺猬皮、椿皮
	①味多酸、涩、甘,性多平或温。主归肺、肾、大肠、脾、胃经 ②收敛固涩,分别具有敛汗、止泻、固精、缩尿、止带、止咳等作用。适用于久病体虚所致的自汗、盗汗、久泻、遗精、遗尿、久咳、虚喘、崩漏、带下等滑脱不禁的证候 ③使用收涩药,应注意勿使"闭门留寇"。凡邪气未尽之证,如表邪所致的汗出、湿热所致的泻痢、带下等,当以祛邪为主,不宜使用收涩药	

涌吐药	常山、瓜蒂
	①味酸苦辛,归胃经
	②涌吐毒物、宿食、痰涎。主要用于误食毒物,停留胃中;宿食停滞不化,尚未入肠;痰涎壅盛或痰浊上涌
	③多具毒性,伤胃,宜小量渐增,中病即止,虚人忌用
外用药	雄黄、硫黄、土荆皮、蛇床子、白矾、大蒜、蟾酥
	①解毒疗疮,杀虫止痒。用于疮痈疔毒,疥癣,湿疹等
	②多具毒性,以外用为主,严格掌握剂量及用法

【试题演练】

一、判断题 (判断下列各题观点的正误,正确的打√,错误的打×)

1. 《神农本草经》是我国现存最早的药学专著。( )

2. 《本草纲目》是清代医药学家李时珍所著,载药1892种。( )

3. 《雷公炮炙论》是我国南朝刘宋时代雷敩所著的我国第一部炮制专著,介绍了中药炮制的目的及方法。( )

4. 中药相须、相使配伍可产生协同、增强疗效的作用。( )

5. 石膏能清热泻火、除烦止渴,常与知母相使为用。( )

6. 山药具有补脾养胃、生津益肺、补肾涩精的功效。( )

7. 竹叶、灯心草二药均能清心火,利小便,除下焦湿热。( )

8. 白芍具有平肝止痛、养血调经、敛阴止汗的功效。( )

9. 石决明的功效是平肝潜阳、清肝明目。( )

10. 麻黄发汗解表常与桂枝相须配伍为用。( )

11. 甘草在许多方剂中都可发挥调和药性的作用。( )

12. 天麻的功效是息风止痉,平肝通络。( )

二、单项选择题 (下列各题备选项中,只有一个正确答案)

1. 我国最早的药典是 ( )。

    A. 《新修本草》   B. 《神农本草经》   C. 《雷公炮炙论》   D. 《本草纲目》

2. 中药的四性是指 ( )。

    A. 热、寒、暑、湿   B. 升、降、浮、沉

    C. 寒、热、温、凉   D. 辛、甘、苦、咸

3. 五味中具渗湿、利小便作用的是 ( )。

    A. 辛味   B. 甘味   C. 淡味   D. 涩味

4. 药物"七情"配伍中能降低药效的配伍关系是 ( )。

    A. 相须   B. 相杀   C. 相恶   D. 相反

5. 茵陈除具有退黄疸功效外,还有 ( ) 的功效。

    A. 祛风止痒   B. 健脾宁心   C. 利小便   D. 清湿热

6. 舒肝行气、止痛是下列（　　）的功效。

    A. 薤白　　　　　　B. 木香　　　　　　C. 川楝子　　　　　D. 乌药

7. 降气、消痰、行水、止呕是（　　）的功效。

    A. 旋覆花　　　　　B. 款冬花　　　　　C. 百合　　　　　　D. 枇杷叶

8. 补肝肾、强腰膝、祛风湿是（　　）的功效。

    A. 菟丝子　　　　　B. 淫羊藿　　　　　C. 狗脊　　　　　　D. 冬虫夏草

9. 钩藤除具有息风定惊的功效外，还有（　　）的功效。

    A. 疏风通络　　　　B. 清热平肝　　　　C. 通络止痛　　　　D. 化痰开窍

10. 荆芥的功效是（　　）。

    A. 解表散风、透疹　　　　　　　　　B. 解表散寒、祛风胜湿

    C. 散风寒、温肺化饮　　　　　　　　D. 祛风解表、止痉

11. 治疗血虚肠燥便秘宜选用（　　）。

    A. 大黄　　　　　　B. 决明子　　　　　C. 当归　　　　　　D. 杏仁

12. 能上行头目，祛风止痛，治疗头痛的要药是（　　）。

    A. 延胡索　　　　　B. 牛膝　　　　　　C. 天麻　　　　　　D. 川芎

13. 解表药中能利咽喉、清头目的药是（　　）。

    A. 香薷　　　　　　B. 薄荷　　　　　　C. 荆芥　　　　　　D. 蝉蜕

14. 清热解毒药中能清热解毒、疏散风热的药是（　　）。

    A. 金银花　　　　　B. 板蓝根　　　　　C. 蒲公英　　　　　D. 穿心莲

15. 既能杀虫又能健脾消疳，治疗小儿疳积的药是（　　）。

    A. 桑白皮　　　　　B. 川牛膝　　　　　C. 黄芪　　　　　　D. 使君子

16. 能疏肝解郁，行气止痛，调经止痛的药是（　　）。

    A. 香附　　　　　　B. 木香　　　　　　C. 陈皮　　　　　　D. 厚朴

17. 能理气健脾、燥湿化痰的药是（　　）。

    A. 陈皮　　　　　　B. 沉香　　　　　　C. 肉桂　　　　　　D. 厚朴

18. 能凉血止血、化痰止咳、生发乌发的药是（　　）。

    A. 血余炭　　　　　B. 侧柏叶　　　　　C. 藕节　　　　　　D. 艾叶

19. 擅长阳明头痛的药是（　　）。

    A. 白芷　　　　　　B. 羌活　　　　　　C. 葛根　　　　　　D. 防风

20. 擅长治疗乳食、肉食积滞的药是（　　）。

    A. 山楂　　　　　　B. 麦芽　　　　　　C. 神曲　　　　　　D. 槟榔

21. 能助阳止泻，治疗脾肾阳虚之五更泻泄的常用药是（　　）。

    A. 山茱萸　　　　　B. 吴茱萸　　　　　C. 干姜　　　　　　D. 附子

22. 黄连的功效是（　　）。

    A. 清热燥湿、泻火通便、止血、安胎　　B. 清热解毒、退虚热

    C. 清热泻火、清热解毒　　　　　　　　D. 清热燥湿、泻火解毒

23. 能补益肝肾，涩精固脱的药是（　　）。

    A. 牛膝　　　　　　B. 山茱萸　　　　　C. 山药　　　　　　D. 人参

24. 能养阴润肺、益胃生津的药是（　　）。

    A. 枸杞子　　　　　B. 沙参　　　　　　C. 知母　　　　　　D. 西洋参

25. 擅长益肾壮阳、补肺平喘的中药是（　　　）。

    A. 冬虫夏草　　　　B. 肉苁蓉　　　　C. 人参　　　　D. 苏子

【实践技能】

一、妊娠禁忌

从下列各处方中找出妊娠禁忌用药。

处方一：砂仁　诃子　茯苓　萹蓄　人参　何首乌　三棱　片姜黄　络石藤　防风　猪苓　泽泻　禹余粮　没药　粉萆薢　土茯苓　莪术　桂枝　瞿麦　肉桂　虎杖　栀子　天麻　升麻　冰片

处方二：姜黄　卷柏　僵蚕　决明子　钩藤　郁金　天南星　枳实　黄芩　炮附子　羌活　独活　当归　红花　青风藤　海风藤　黄连　木鳖子　苏木　天花粉　干漆　罂粟壳

处方三：香附　王不留行　川芎　桃仁　川楝子　川黄连　附子　薏苡仁　蛇蜕　白头翁　大黄　雄黄　三棱　枳壳　牛膝　苍术　肉桂　熟地黄　甘草　马兜铃

处方四：槟榔　郁李仁　蟾酥　玄明粉　漏芦　苦参　龙胆　枳壳　防风　常山　侧柏叶　赭石　木香　牛黄　番泻叶　蝉蜕　全蝎　水蛭　白附子　漏芦　旋覆花　凌霄花

处方五：通草　滑石　川楝子　桂枝　大枣　全蝎　益母草　芦荟　姜黄　牡丹皮　月季花　刀豆　夏枯草　葛根　蟾酥　急性子　桑叶　芦荟　瞿麦　白扁豆

处方六：蜈蚣　白芍　荆芥　苦楝皮　乳香　蒲黄　牵牛子　西红花　石决明　虎杖　闹羊花　槐花　辛夷　常山　生千金子　赭石　硫黄　石韦　蒲黄　野菊花　大青叶

参考答案：根据《中国药典》《北京市中药饮片调剂规程》及妊娠禁忌歌诀

处方一：三棱、片姜黄、禹余粮、没药、莪术、桂枝、瞿麦、肉桂、虎杖、冰片

处方二：卷柏、天南星、枳实、炮附子、红花、木鳖子、苏木、天花粉、罂粟壳

处方三：王不留行、桃仁、附子、薏苡仁、大黄、雄黄、三棱、枳壳、牛膝、马兜铃

处方四：郁李仁、玄明粉、漏芦、枳壳、常山、赭石、牛黄、番泻叶、蝉蜕、全蝎、水蛭、白附子、漏芦、旋覆花

处方五：通草、桂枝、全蝎、益母草、芦荟、牡丹皮、蟾酥、急性子、芦荟、瞿麦

处方六：蜈蚣、乳香、蒲黄、牵牛子、西红花、虎杖、闹羊花、生千金子、赭石、硫黄、蒲黄

二、配伍禁忌

请找出下列处方中有配伍禁忌的药对

处方一：瓜蒌子　土茯苓　白茯苓　粉萆薢　川乌　川贝母　赤石脂　海藻　薏苡仁　炙甘遂　肉桂　桃仁　浙贝母　土贝母　白石脂　粉甘草　法半夏　锁阳　白芍

处方二：西洋参　熟大黄　野山参　白附子　玄参　白蔹　漏芦　芒硝　炙芫花　华山参　丹参　京三棱　苦参　白及　藜芦　象牙硝　炙甘草　细辛　牵牛子　丁香　石斛　石膏

处方三：白附子　公丁香　麦冬　京大戟　建泽泻　广木香　江枳壳　郁金　白附片　天花粉　天冬　母丁香　炙甘草　白及　白蔹　百合　小茴香　石菖蒲　何首乌

处方四：制草乌　白芍　麦冬　车前子　赤芍　枳实　郁金　法半夏　瓜蒌　伊贝母

巴豆霜　白术　沙参　党参　百合　五灵脂　藜芦　何首乌　人参　炙芫花　海藻　附子

参考答案：根据《中国药典》《北京市中药饮片调剂规程》及"十八反""十九畏"歌诀。

处方一：川乌——川贝母、浙贝母、法半夏、瓜蒌子

　　　　粉甘草——海藻、炙甘遂

　　　　肉桂——赤石脂

处方二：藜芦——西洋参、野山参、丹参、玄参、苦参、细辛

　　　　芒硝——京三棱

　　　　炙甘草——炙芫花

处方三：炙甘草——京大戟

　　　　公丁香、母丁香——郁金

　　　　白附片——天花粉、白及、白蔹

处方四：制草乌、附子——法半夏、瓜蒌、伊贝母

　　　　藜芦——人参、沙参、党参、白芍、赤芍

　　　　人参——五灵脂

中药饮片检识

【理论框架】

```
                         ┌─ 根及根茎类中药饮片识别要点
                         ├─ 茎木类中药饮片识别要点
                         ├─ 皮类中药饮片识别要点
                         ├─ 花及叶类中药饮片识别要点
              1.中药饮片识别 ├─ 果实及种子类中药饮片识别要点
              要点         ├─ 全草类中药饮片识别要点
                         ├─ 动物类中药饮片识别要点
                         ├─ 矿物类中药饮片识别要点
    中                    └─ 其他类中药饮片识别要点
    药
    饮
    片
    检
    识
                         ┌─ 药屑杂质检查
                         ├─ 饮片规格检查
              2.中药饮片检验知识 ├─ 不合格饮片的含量判定
                         ├─ 饮片含水量检查
                         └─ 其他检查(灰分、浸出物、有害成分限量、卫生学检查)
```

【知识细目】

一、中药饮片识别要点

（一）根及根茎类中药饮片识别要点

根及根茎类中药饮片的识别要点见表 4-1。

表 4-1　根及根茎类的识别要点

品名	科属	入药部位	炮制品种	鉴别特征	功能
大黄	蓼科	根及根茎	大黄片	呈不规则类圆形厚片或块,大小不等。外表皮黄棕色或棕褐色,有纵皱纹及疙瘩状隆起。切面黄棕色至淡红棕色,较平坦,有明显散在或排列成环的星点,有空隙	泻下攻积,清热泻火,凉血解毒,逐瘀通经,利湿退黄

品名	科属	入药部位	炮制品种	鉴别特征	功能
大黄	蓼科	根及根茎	酒大黄	形如大黄片,表面深棕黄色,有的可见焦斑,微有酒香气	善清上焦血分热毒
			熟大黄	呈不规则的块片,表面黑色,断面中间隐约可见放射状纹理,质坚硬,气微香	泻下力缓,泻火解毒
			大黄炭	形如大黄片,表面焦黑色,内部深棕色或焦褐色。具焦香气	凉血化瘀止血
山药	薯蓣科	根茎	山药片	呈类圆形、椭圆形或不规则的厚片。表面类白色或淡黄白色,质脆,易折断。切面类白色,富粉性。气微,味淡、微酸,嚼之发黏	补脾养胃,生津益肺,补肾涩精
			麸炒山药	形如毛山药片或光山药片,切片黄白色或微黄色,偶见焦斑,略有焦香气	补脾健胃
牛膝	苋科	根	牛膝	呈圆柱形的段。外表皮灰黄色或淡棕色,有微细的纵皱纹及横长皮孔。质硬脆,易折断,受潮变软。切面平坦,淡棕色或棕色,略呈角质样而油润,中心维管束木部较大,黄白色,其外周散有多数黄白色点状维管束,断续排列成2~4轮。气微,味微甜而稍苦涩	逐瘀通经,补肝肾,强筋骨,利尿通淋,引血下行
			酒牛膝	形如牛膝段。表面色略深,偶见焦斑。微有酒香气	逐瘀通经止痛功能增强
半夏	天南星科	块茎	生半夏	呈类球形,有的稍偏斜,直径1~1.5cm。表面白色或浅黄色,顶端有凹陷的茎痕,周围密布麻点状根痕;下面钝圆,较光滑。质坚实,断面洁白,富粉性。气微,味辛辣、麻舌而刺喉	燥湿化痰,降逆止呕,消痞散结
			法半夏	呈类球形或破碎成不规则颗粒状。表面淡黄白色、黄色或棕黄色。质松软或硬脆,断面黄色或淡黄色,颗粒者质稍硬脆。气微,味淡略甘,微有麻舌感	燥湿化痰
			清半夏	呈椭圆形、类圆形或不规则的片。切面淡灰色至灰白色或黄白色至黄棕色,可见灰白色点状或短线状维管束迹,有的残留栓皮处下方显淡紫红色斑纹。质脆,易折断,断面略呈粉性或角质样。气微,味微涩,微有麻舌感	燥湿化痰
			姜半夏	呈片状、不规则颗粒状或类球形。表面棕色至棕褐色。质硬脆,断面淡黄棕色,常具角质样光泽。气微香,味淡、微有麻舌感,嚼之略粘牙	温中化痰,降逆止呕
天冬	百合科	块根	天冬	呈类圆形或不规则的片。外表面黄白色至淡黄棕色,半透明,光滑或具深浅不等的纵皱纹,偶有残存的灰棕色外皮。质硬或柔润,有黏性。切面角质样,中柱黄白色。气微,味甜、微苦	养阴润燥,清肺生津
白头翁	毛茛科	根	白头翁	呈类圆形的片。外表皮黄棕色或棕褐色,具不规则纵皱纹或纵沟,近根头部有白色绒毛。切面皮部黄白色或淡黄棕色,木部淡黄色。气微,味微苦涩	清热解毒,凉血止痢
防风	伞形科	根	防风	为圆形或椭圆形的厚片。外表皮灰棕色或棕褐色,有纵皱纹,有的可见横长皮孔样突起、密集的环纹或残存的毛状叶基。切面皮部黄色至棕色,有裂隙,木部黄色,具放射状纹理。气特异,味微甘	祛风解表,胜湿止痛,止痉
干姜	姜科	根茎	干姜	呈不规则块状,厚0.2~0.4cm	温中散寒,回阳通脉,温肺化饮
姜炭	姜科	根茎	姜炭	形如干姜片,表面焦黑色,内部棕褐色。体轻,质松脆。味微苦,微辣	温中散寒,止血
川芎	伞形科	根茎	川芎片	呈不规则厚片。外表皮灰褐色或褐色,有纵皱纹。切面黄白色或灰黄色,具明显波状环纹或多角形纹理,散生黄棕色油点。质坚实,气浓香,味苦、辛、微甜	活血行气,祛风止痛

品名	科属	入药部位	炮制品种	鉴别特征	功能
甘草	豆科	根及根茎	生甘草	呈类圆形或椭圆形的厚片。外表皮红棕色或灰棕色,具纵皱纹。切面略显纤维性,中心黄白色,有明显放射状纹理及形成层环。质坚实,具粉性。气微,味甜而特殊	补脾益气,清热解毒,祛痰止咳,缓急止痛,调和诸药
			炙甘草	本品呈类圆形或椭圆形切片。外表皮红棕色或灰棕色,微有光泽。切面黄色至深黄色,形成层环明显,射线放射状。略有黏性,有焦香气,味甜	补脾和胃,益气复脉
木香	菊科	根	木香片	呈类圆形或不规则的厚片。外表皮黄棕色至灰褐色,有纵皱纹。切面棕黄色至棕褐色,中部有明显菊花心状的放射纹理,形成层棕色,褐色油点(油室)散在。气香特异,味微苦	行气止痛,健脾消食
			煨木香片	形如木香片。色黄棕,气微香,味微苦	实肠止泻
苍术	菊科	根茎	苍术	呈不规则类圆形或条形厚片。外表皮灰棕色,有皱纹,有时可见根痕。切面黄白色或灰白色,散有多数橙黄色或棕红色油室,有的可析出白色细针状结晶。气香特异,味微甘、辛、苦	燥湿健脾,祛风散寒,明目
			麸炒苍术	形如苍术片。表面深黄色,散有多数棕褐色油室。有焦香气	健脾燥湿功能增强
白芍	毛茛科	根	生白芍	呈类圆形的薄片。表面淡棕红色或类白色。切面微带棕红色或类白色,形成层环明显,可见稍隆起的筋脉纹呈放射状排列。气微,味微苦、酸	养血调经,敛阴止汗,柔肝止痛,平抑肝阳
			炒白芍(清炒)	形如白芍片,表面微黄色或淡棕黄色,有的可见焦斑。气微香	养血敛阴
			酒白芍	形如白芍片,表面微黄色,微有酒香气	平肝止痛,和中缓急
升麻	毛茛科	根茎	升麻片	为不规则的厚片。外表面黑褐色或棕褐色,粗糙不平,有的可见须根痕或坚硬的细须根残留,切面黄绿色或淡黄色,具有网状或放射状纹理。体轻,质硬,纤维性。气微,味微苦而涩	发表透疹,清热解毒,升举阳气
当归	伞形科	根	当归片	呈类圆形、椭圆形或不规则薄片。外表皮浅棕色至棕褐色。切面浅棕黄色或黄白色,平坦,有裂隙,中间有浅棕色的形成层环,并有多数棕色的油点,香气浓郁,味甘、辛、微苦	补血活血,调经止痛,润肠通便
			酒当归	形如当归片。切面深黄色或浅棕黄色,略有焦斑。香气浓郁,并略有酒香气	活血通经
黄芪	豆科	根	生黄芪	呈类圆形或椭圆形的厚片。外表皮黄白色至淡棕褐色,可见纵皱纹或纵沟。切面皮部黄白色,木部淡黄色,有放射状纹理和裂隙。有的中心偶有枯朽状,黑褐色或呈空洞。气微,味微甜,嚼之微有豆腥味	补气升阳,固表止汗,利水消肿,生津养血,行滞通痹,托毒排脓,敛疮生肌
			炙黄芪	呈圆形或椭圆形厚片,直径0.8～3.5cm,厚0.1～0.4cm。外表皮淡棕黄色或淡棕褐色,略有光泽,可见纵皱纹或纵沟。切面皮部黄白色,木部淡黄色,有放射状纹理和裂隙,有的中心偶有枯朽状,黑褐色或呈空洞。具蜜香气,味甜,略带黏性,嚼之微有豆腥	益气补中
地黄	玄参科	新鲜块根	鲜地黄	呈纺锤形或条状,长8～24cm,直径2～9cm。外皮薄。表面浅红黄色,具弯曲的纵皱纹、芽痕、横长皮孔及不规则疤痕。肉质,易断,断面皮部淡黄白色,可见橘红色油点,木部黄白色,导管呈放射状排列。气微,味微甜、微苦	清热生津,凉血止血

续表

品名	科属	入药部位	炮制品种	鉴别特征	功能
地黄	玄参科	干燥块根	生地黄	多呈不规则的团块状或长圆形,中间膨大,两端稍细,有的细小,长条状,稍扁而扭曲,长6~12cm,直径2~6cm。表面棕黑色或棕灰色,极皱缩,具不规则的横曲纹。体重,质较软而韧,不易折断,断面棕黄色至黑色或乌黑色,有光泽,具黏性。气微,味微甜	清热凉血,养阴生津
			熟地黄	呈不规则的块片、碎块,大小、厚薄不一。表面乌黑色。质柔软而带韧性,不易折断,断面乌黑色,有光泽。气微,味甜	补血滋阴,益精填髓
远志	远志科	根(根皮)	生远志	呈筒形的段。外表皮灰黄色至灰棕色,有横皱纹。切面棕黄色。气微,味苦、微辛,嚼之有刺喉感	安神益智,交通心肾,祛痰,消肿
			制远志	形如生远志段。表面黄棕色。味微甜	安神益智功能增强
知母	百合科	根茎	毛知母片	呈不规则类圆形的厚片。外表皮黄棕色或棕色,可见少量残存的黄棕色叶基纤维和凹陷或突起点状根痕。切面黄白色至黄色。气微,味微甜、略苦,嚼之带黏性	清热泻火,滋阴润燥
			盐知母片	形如毛知母片。色黄或微带焦斑。味微咸	滋阴降火
麦冬	百合科	块根	麦冬	本品呈纺锤形,两端略尖,或为轧扁的纺锤形块片。表面淡黄色或灰黄色,有细纵纹。质柔韧,断面黄白色,半透明,中柱细小。气微香,味甘、微苦	养阴生津,润肺清心
浙贝母	百合科	鳞茎	浙贝母片	呈椭圆形或类圆形片,大小不一,长1.5~3.5cm,宽1~2cm,厚0.2~0.4cm。外皮黄褐色或灰褐色,略皱缩;或淡黄色,较光滑。切面微鼓起,灰白色;或平坦,粉白色。质脆	清热化痰止咳,解毒散结消痈
			大贝	为鳞茎外层的单瓣鳞叶,略呈新月形,高1~2cm,直径2~3.5cm。外表面类白色至淡黄色,内表面白色或淡棕色,被有白色粉末。质硬而脆,易折断,断面白色至黄白色,富粉性。气微,味微苦	清热化痰止咳,解毒散结消痈
			珠贝	为完整的鳞茎,呈扁圆形,高1~1.5cm,直径1~2.5cm。表面黄棕色至黄褐色,有不规则的皱纹;或表面类白色至淡黄色,较光滑或被有白色粉末。质硬,不易折断,断面淡黄色或类白色,略带角质状或粉性;外层鳞叶2瓣,肥厚,略似肾形,互相抱合,内有小鳞叶2~3枚和干缩的残茎	清热化痰止咳,解毒散结消痈
白术	菊科	根茎	生白术片	呈不规则的厚片。外表皮灰黄色或灰棕色。切面黄白色至淡棕色,散生棕黄色的点状油室,木部具放射状纹理。烘干者断面角质样,色较深或有裂隙。气清香,味甘、微辛,嚼之略带黏性	健脾益气,燥湿利水,止汗,安胎
			麸炒白术	形如白术片。表面黄棕色,偶见焦斑。略有焦香气	益脾和胃,益肾固精
丹参	唇形科	根及根茎	生丹参	呈类圆形或椭圆形厚片。外表皮棕红色或暗棕红色,粗糙。切面有裂隙或略平整而致密,有的呈角质样,皮部暗棕红色,木部灰黄色或紫褐色,有黄白色放射状纹理。气微,味微苦涩	活血祛瘀,通经止痛,清心除烦,凉血消痈
			酒丹参	形如生丹参片,表面红褐色,略具酒香气	活血祛瘀,调经止痛功能增强
苦参	豆科	根	苦参	呈长圆柱形,下部常有分枝,长10~30cm,直径1~6.5cm。表面灰棕色或棕黄色,具纵皱纹和横长皮孔样突起,外皮薄,多破裂反卷,易剥落,剥落处显黄色,光滑。质硬,不易折断,断面纤维性;切片厚3~6mm;切面黄白色,具放射状纹理及裂隙,有的具异型维管束呈同心性环列或不规则散在。气微,味极苦	清热燥湿,杀虫,利尿

品名	科属	入药部位	炮制品种	鉴别特征	功能
赤芍	毛茛科	根	赤芍	呈类呈圆柱形,稍弯曲,长 5～40cm,直径 0.5～3cm。表面棕褐色,粗糙,有纵沟和皱纹,并有须根痕和横长的皮孔样突起,有的外皮易脱落。质硬而脆,易折断,断面粉白色或粉红色,皮部窄,木部具放射状纹理明显,有的有裂隙。气微香,味微苦、酸涩	清热凉血,散瘀止痛
党参	桔梗科	根	党参	呈类圆形的厚片。外表皮灰黄色、黄棕色至灰棕色,有时可见根头部有多数疣状突起的茎痕和芽。切面皮部淡黄色至黄棕色,木部淡黄色至黄色,有裂隙或放射状纹理。有特殊香气,味微甜	健脾益肺,养血生津
百合	百合科	肉质鳞叶	生百合	呈长椭圆形,长 2～5cm,宽 1～2cm,中部厚 1.3～4mm。表面黄白色至淡棕黄色,有的微带紫色,有数条纵直平行的白色维管束。顶端稍尖,基部较宽,边缘薄,微波状,略向内弯曲。质硬而脆,断面较平坦,角质样。气微,味微苦	养阴润肺,清心安神
			蜜百合	形同生百合。表面棕黄色,偶见焦斑,略带黏性。味甜	润肺止咳
白芷	伞形科	根	白芷	呈类圆形的厚片。外表皮灰棕色或黄棕色。切面白色或灰白色,具粉性,形成层环棕色,近方形或近圆形,皮部散有多数棕色油点。气芳香,味辛、微苦	解表散寒,祛风止痛,宣通鼻窍,燥湿止带,消肿排脓
防己	防己科	根	防己	呈类圆形或半圆形的厚片。外表皮灰黄色。切面灰白色,粉性,有稀疏的放射状纹理。气微,味苦	祛风止痛,利水消肿
香附	莎草科	根茎	生香附	呈不规则厚片或颗粒状。外表皮棕褐色或黑褐色,有时可见环节。切面色白或黄棕色,质硬,内皮层环纹明显。气香,味微苦	疏肝解郁,理气宽中,调经止痛
			醋香附	形如生香附片(粒)。表面黑褐色。微有醋香气,味微苦	行气解郁,调经止痛功能增强
玄参	玄参科	根	玄参	呈类圆形或椭圆形的薄片,外表皮灰黄色或灰褐色。切面黑色,微有光泽,有的具裂痕。气特异似焦糖,味甘、微苦	清热凉血,滋阴降火,解毒散结
川贝母	百合科	鳞茎	松贝	呈类圆锥形或近球形,高 0.3～0.8cm,直径 0.3～0.9cm。表面类白色。外层鳞叶 2 瓣,大小悬殊,大瓣紧抱小瓣,未抱部分呈新月形,习称"怀中抱月";顶部闭合,内有类圆柱形、顶端稍尖的心芽和小鳞叶 1～2 枚;先端钝圆或稍尖,底部平,微凹入,中心有 1 灰褐色的鳞茎盘,偶有残存须根。质硬而脆,断面白色,富粉性。气微,味微苦	清热润肺,化痰止咳,散结消痈
			青贝	呈类扁球形,高 0.4～1.4cm,直径 0.4～1.6cm。外层鳞叶 2 瓣,大小相近,相对抱合,顶部开裂,内有心芽和小鳞叶 2～3 枚及细圆柱形的残茎	
			炉贝	呈长圆锥形,高 0.7～2.5cm,直径 0.5～2.5cm。表面类白色或浅棕黄色,有的具棕色斑点(虎皮斑)。外层鳞叶 2 瓣,大小相近,顶部开裂而略尖,基部稍尖或较钝	
板蓝根	十字花科	根	板蓝根	呈圆形的厚片。外表皮淡灰黄色至淡棕黄色,有纵皱纹。切面皮部黄白色,木部黄色。气微,味微甜后苦涩	清热解毒,凉血利咽
山豆根	豆科	根及根茎	山豆根	呈不规则的类圆形厚片。外表皮棕色至棕褐色。切面皮部浅棕色,木部淡黄色。有豆腥气,味极苦	清热解毒,消肿利咽
北豆根	防己科	根茎	北豆根	呈不规则的圆形厚片。表面淡黄色至棕褐色,木部淡黄色,呈放射状排列,纤维性,中心有髓,白色。气微,味苦	清热解毒,祛风止痛
秦艽	龙胆科	根	秦艽	呈类圆形厚片。外表皮黄棕色、灰黄色或棕褐色,粗糙,有扭曲纵纹或网状孔纹。切面皮部黄色或棕黄色,木部黄色,有的中心呈枯朽状。气特异,味苦、微涩	祛风湿,清湿热,止痹痛,退虚热
白茅根	禾本科	根茎	白茅根	呈圆柱形的段。外表皮黄白色或淡黄色,微有光泽,具纵皱纹,有的可见稍隆起的节。切面皮部白色,多有裂隙,放射状排列,中柱淡黄色或中空,易与皮部剥离。气微,味微甜	凉血止血,清热利尿

品名	科属	入药部位	炮制品种	鉴别特征	功能
延胡索（元胡）	罂粟科	块茎	延胡索	呈不规则的圆形厚片。外表皮黄色或黄褐色,有不规则细皱纹。切面或断面黄色,角质样,有蜡样光泽。气微,味苦	活血,行气,止痛
			醋延胡索	形如延胡索片。表面和切面黄褐色,质较硬。微具醋香气	活血、行气、止痛作用增强
泽泻	泽泻科	块茎	泽泻	呈圆形或椭圆形厚片。外表皮淡黄色或淡黄棕色,可见细小突起的须根痕。切面黄白色至淡黄色,粉性,有多数细孔。气微,味微苦	利水渗湿,泄热,化浊降脂
			盐泽泻	形如泽泻片。表面淡黄棕色或黄褐色,偶见焦斑。味微咸	利小便,清湿热功能增强
紫菀	菊科	根及根茎	紫菀	呈不规则的厚片或段。外表皮紫红色或灰红色,有纵皱纹。切面淡棕色,中心具淡黄色木心。气微香,味甜,微苦	润肺下气,消痰止咳
			蜜紫菀	形如紫菀片（段）。表面棕褐色或紫棕色。具蜜香气,味甜	润肺止咳
射干	鸢尾科	根茎	射干	呈不规则形或长条形薄片。外表皮黄褐色、棕褐色或黑褐色,皱缩,可见残留的须根和须根痕,有的可见环纹。切面淡黄色或鲜黄色,具散在筋脉小点或筋脉纹,有的可见环纹。气微,味苦、微辛	清热解毒,消痰,利咽
桔梗	桔梗科	根	桔梗	呈椭圆形或不规则片。外皮多已除去或偶有残留。切面皮部白色,较窄,形成层环纹明显,棕色;木部宽,有较多裂隙。气微,味微甜后苦	宣肺,利咽,祛痰,排脓
何首乌	蓼科	块根	何首乌	呈不规则的厚片或块。外表皮红棕色或红褐色,皱缩不平,有浅沟,并有横长皮孔样突起及细根痕。切面浅黄棕色或浅红棕色,显粉性,横切面有的皮部可见云锦状花纹,中央木部较大,有的呈木心。气微,味微苦而涩	解毒,消痈,截疟,润肠通便
			制何首乌	呈不规则皱缩状的块片。表面黑褐色或棕褐色,凹凸不平。质坚硬,断面角质样,棕褐色或黑色。气微,味微甘而苦涩	补肝肾,益精血,乌须发,强筋骨,化浊降脂
天花粉	葫芦科	根	天花粉	呈类圆形、半圆形或不规则形的厚片。外表皮黄白色或淡棕黄色。切面可见黄色木质部小孔,略呈放射状排列。气微,味微苦	清热泻火,生津止渴,消肿排脓
北沙参	伞形科	根	北沙参	呈细长圆柱形,偶有分枝。表面淡黄白色,略粗糙,偶有残存外皮,不去外皮的表面黄棕色。全体有细纵皱纹和纵沟,并有棕黄色点状细根痕;顶端常留有黄棕色根茎残基;上端稍细,中部略粗,下部渐细。质脆,易折断,断面皮部浅黄白色,木部黄色。气特异,味微甘	养阴清肺,益胃生津
黄芩	唇形科	根	黄芩	呈类圆形或不规则形薄片。外表皮黄棕色至棕褐色。切面黄棕色或黄绿色,具放射状纹理	清热燥湿,泻火解毒,止血,安胎
			酒黄芩	形如黄芩片。略带焦斑,微有酒香气	清上焦及四肢肌表之热
白薇	萝藦科	根及根茎	白薇	呈不规则的段。根茎不规则形,可见圆形凹陷的茎痕,结节处残存多数簇生的根。根细,直径小于0.2cm,表面棕色。切面皮部类白色或黄白色,木部较皮部窄小,黄色。质脆。气微,味微苦	清热凉血,利尿通淋,解毒疗疮
石菖蒲	天南星科	根茎	石菖蒲	呈扁圆形或长条形厚片。外表皮棕褐色或灰棕色,可见环纹。切面纤维性,类白色或微红色,有明显环纹及油点。气芳香,味苦、微辛	开窍豁痰,醒神益智,化湿开胃
川牛膝	苋科	根	川牛膝	呈圆形或椭圆形薄片。外表皮黄棕色或灰褐色。切面浅黄色至棕黄色。可见多数排列成数轮同心环的黄色点状维管束。气微,味甜	逐瘀通经,通利关节,利尿通淋
			酒川牛膝	形如川牛膝片。表面棕黑色,微有酒香气,味甜	逐瘀通经功能增强

品名	科属	入药部位	炮制品种	鉴别特征	功能
地榆	蔷薇科	根	地榆	呈不规则的类圆形片或斜切片。外表皮灰褐色至深褐色。切面较平坦,粉红色、淡黄色或黄棕色,木部略呈放射状排列;或皮部有多数黄棕色绵状纤维。气微,味微苦涩	凉血止血,解毒敛疮
			地榆炭	本品形如地榆片。表面焦黑色,内部棕褐色。具焦香气,味微苦涩	凉血止血
狗脊	蚌壳蕨科	根茎	生狗脊	为不规则的长条形或圆形,切面浅棕色,较平滑,近边缘1~4mm处有1条棕黄色隆起的木质层环纹或条纹,边缘不整齐,偶有金黄色绒毛残留;质脆,易折断,有粉性	祛风湿,补肝肾,强腰膝
			烫狗脊	形如生狗脊,表面略鼓起。棕褐色。气微,味淡、微涩	祛风湿,补肝肾,强腰膝
独活	伞形科	根	独活	呈类圆形薄片。外表皮灰褐色或棕褐色,具皱纹。切面皮部灰白色至灰褐色,有多数散在的棕色油点,木部黄棕色至黄棕色,形成层环棕色。有特异香气,味苦、辛、微麻舌	祛风除湿,通痹止痛
白前	萝藦科	根茎及根	白前	细圆柱形的段。表面黄白色或黄棕色,节明显。质脆,断面中空。有时节处簇生纤细的根或根痕,根直径不及1mm,气微,味微甜	降气,消痰,止咳
			蜜白前	根茎呈细圆柱形的段。表面深黄色至黄棕色,节明显。断面中空。有时节处簇生纤细的根或根痕。略有黏性,味甜	润肺降气,止咳
细辛	马兜铃科	根及根茎	细辛	呈不规则的段。根茎呈不规则圆柱形,外表皮灰棕色,有时可见环形的节。根细,表面灰黄色,平滑或具纵皱纹。切面黄白色或白色。气辛香,味辛辣、麻舌	解表散寒,祛风止痛,通窍,温肺化饮
南沙参	桔梗科	根	南沙参	呈圆形、类圆形或不规则的厚片。外表皮黄白色或淡棕黄色。切面黄白色,有不规则裂隙。气微,味微甘	养阴清肺,益胃生津,化痰,益气
羌活	伞形科	根茎及根	羌活	呈类圆形、不规则形的横片或斜切片。表皮棕褐色至黑褐色,切面外侧棕褐色,木部黄白色,有的可见放射状纹理。体轻,质脆。气香,味微苦而辛	解表散寒,祛风除湿,止痛
巴戟天	茜草科	根	巴戟肉	呈扁圆柱形短段或不规则块。表面灰黄色或暗灰色,具纵纹和横裂纹。切面皮部厚,紫色或淡紫色,中空。气微,味甘而微涩	补肾阳,强筋骨,祛风湿
苍术	菊科	根茎	苍术	呈不规则类圆形或条形厚片。外表皮灰棕色至黄棕色,有皱纹,有时可见根痕。切面黄白色或灰白色,散有多数橙黄色或棕红色油点(朱砂点),有的可析出白色细针状结晶(起霜)。气香特异,味微甘、辛、苦	燥湿健脾,祛风散寒,明目
			麸炒苍术	形如苍术片。表面深黄色,散有多数棕褐色油点。有焦香气	燥湿健脾功能增强
柴胡	伞形科	根	北柴胡	呈不规则的厚片。外表皮黑褐色或浅棕色。具纵皱纹和支根痕。切面淡黄白色,纤维性。质硬,气微香,味微苦	疏散退热,疏肝解郁,升举阳气
			醋北柴胡	形如北柴胡片。表面淡棕黄色。微有醋香气,味微苦	增强疏肝解郁作用
			南柴胡	呈圆形或不规则片。外表皮红棕色或黑褐色,有时可见根头处具细密环纹或有细毛状枯叶纤维。切面黄白色,平坦。具败油气	疏散退热,疏肝解郁,升举阳气
			醋南柴胡	形如南柴胡片。微有醋香气	增强疏肝解郁作用
乌药	樟科	块根	乌药	呈类圆形薄片。外表皮黄棕色或黄褐色。切面黄白色或淡黄棕色,射线放射状,可见年轮环纹。气香,味微苦、辛,有清凉感	行气止痛,温肾散寒

品名	科属	入药部位	炮制品种	鉴别特征	功能
百部	百部科	块根	百部	呈不规则厚片或不规则条形斜片。表面灰白色、棕黄色,有深纵皱纹。切面灰白色、淡黄棕色或黄白色,角质样,皮部较厚,中柱扁缩。质韧软。气微、味甘、苦	润肺下气止咳,杀虫灭虱
			蜜百部	形如百部片。表面棕黄色或褐棕色。略带焦斑,稍有黏性。味甜	润肺止咳
太子参	石竹科	块根	太子参	呈细长纺锤形或细长条形,稍弯曲。表面灰黄色至黄棕色,较光滑,微有纵皱纹,凹陷处有须根痕。顶端有茎痕。质硬而脆,断面较平坦,周边淡黄白色,中心淡黄白色,角质样。气微,味微甘	益气健脾,生津润肺
土茯苓	百合科	根茎	土茯苓	呈长圆形或不规则薄片,边缘不整齐。切面黄白色或红棕色,粉性,可见点状维管束及多数小亮点;以水湿润后有黏滑感。气微,味微甘、涩	解毒,除湿,通利关节
白及	兰科	块茎	白及	呈不规则的薄片。外表皮灰白色至灰棕色,或黄白色。切面类白色至黄白色,角质样,半透明,维管束小点状,散生。质脆。气微,味苦,嚼之有黏性	收敛止血,消肿生肌
骨碎补	水龙骨科	根茎	骨碎补	呈不规则厚片。表面深棕色至棕褐色,常残留细小棕色的鳞片,有的可见圆形的叶痕。切面红棕色,黄色的维管束点状排列成环。气微,味淡、微涩	疗伤止痛,补肾强骨;外用消风祛斑
漏芦	菊科	根	漏芦	呈类圆形或不规则的厚片。外表皮暗棕色至黑褐色,粗糙,有网状裂纹。切面黄白色至灰黄色,有放射状裂隙。气特异,味微苦	清热解毒,消痈,下乳,舒筋通脉
前胡	伞形科	根	前胡	呈类圆形或不规则的薄片。外表皮黑褐色或灰黄色,有时可见残留的纤维状叶鞘残基。切面淡黄白色或类白色,皮部散有多数棕黄色油点,可见一棕色环纹及放射状纹理。气芳香,味微苦、辛	降气化痰,散风清热
			蜜前胡	形如前胡片。切面深黄色,略具光泽,滋润。味稍甜	降气化痰
葛根	豆科	根	野葛	本品呈不规则的厚片、粗丝或边长为 0.5~1.2cm 的方块。切面浅黄棕色至棕黄色。质韧,纤维性强。气微,味微甜	解肌退热,生津止渴,透疹,升阳止泻,通经活络,解酒毒
			粉葛	不规则的厚片或立方块。外表面黄白色或淡棕色,切面黄白色,横切面有时可见由纤维形成的浅棕色同心性环纹,纵切面可见由纤维形成的数条纵纹。体重,质硬,富粉性。气微,味微甜	
黄精	百合科	根茎	黄精	呈不规则的厚片,外表皮淡黄色至黄棕色。切面略呈角质样,淡黄色至黄棕色,可见多数淡黄色筋脉小点。质稍硬而韧。气微,味甜,嚼之有黏性	补气养阴,健脾,润肺,益肾
			酒黄精	呈不规则的厚片。表面棕褐色至黑色,有光泽,中心棕色至浅褐色,可见筋脉小点。质较柔软。味甜,微有酒香气	补气养阴,健脾,润肺,益肾
人参	五加科	根和根茎	生晒园参	主根呈纺锤形或圆柱形。表面灰黄色,上部或全体有疏浅断续的粗横纹及明显的纵皱,下部有支根 2~3 条,并着生多数细长的须根,须根上常有不明显的细小疣状突出。根茎(芦头)多拘挛而弯曲,具不定根(艼)和稀疏的凹窝状茎痕(芦碗)。质较硬,断面淡黄白色,显粉性,形成层环纹棕黄色,皮部有黄棕色的点状树脂道及放射状裂隙。香气特异,味微苦、甘	大补元气,复脉固脱,补脾益肺,生津养血,安神益智

品名	科属	入药部位	炮制品种	鉴别特征	功能
人参	五加科	根和根茎	生晒山参	主根多与根茎近等长或较短,呈圆柱形、菱角形或人字形,长1~6cm。表面灰黄色,具纵皱纹,上部或中下部有环纹(铁线纹)。支根多为2~3条,须根少而细长,清晰不乱,有较明显的疣状突起(珍珠疙瘩)。根茎细长,少数粗短,中上部具稀疏或密集而深陷的茎痕。不定根较细或形似枣核,多下垂	大补元气,复脉固脱,益气摄血
			红参	主根呈纺锤形、圆柱形或扁方柱形;表面半透明,红棕色,偶有不透明的暗黄褐色斑块,具纵沟、皱纹及细根痕,上部有时具断续不明显环纹,下部有2~3条扭曲交叉的支根;并带弯曲的须根或仅具须根残迹。根茎(芦头)长1~2cm,上有数个凹窝状茎痕(芦碗),有的带有1~2条完整或折断的不定根(芋)。质脆而硬,折断面平坦,角质样;气微香而特异,味甘、微苦	
三七	五加科	根和根茎	三七	主根呈类圆锥形或圆柱形。表面灰褐色或灰黄色,有断续的纵皱纹和支根痕。顶端有茎痕,周围有瘤状突起。体重,质坚实,断面灰绿色、黄绿色或灰白色,木部微呈放射状排列。气微,味苦回甜	散瘀止血,消肿定痛
			三七粉	为灰黄色粉末。气微,味苦回甜	
三棱	黑三棱科	块茎	三棱	呈类圆形的薄片。外表皮灰棕色。切面灰白色或黄白色,粗糙,有多数明显的细筋脉点。气微,味淡,嚼之微有麻辣感	破血行气,消积止痛
			醋三棱	形如三棱片,切面黄色至黄棕色,偶见焦斑。微有醋酸气	破血行气,消积止痛
川乌	毛茛科	母根(主根)	生川乌	呈不规则的圆锥形,稍弯曲,顶端常有残茎,中部多向一侧膨大。表面棕褐色或灰棕色,皱缩,有小瘤状侧根及子根脱落后的痕迹。质坚实,断面类白色或浅灰黄色,形成层环纹呈多角形。气微,味辛辣、麻舌	祛风除湿,温经止痛
			制川乌	为不规则或长三角形的片。表面黑褐色或黄褐色,有灰棕色形成层环纹。体轻,质脆,断面有光泽。气微,微有麻舌感	祛风除湿,温经止痛
草乌	毛茛科	块根	生草乌	呈不规则长圆锥形,略弯曲。顶端常有残茎和少数不定根残基,有的顶端一侧有一枯萎的芽,一侧有一圆形或扁圆形不定根残基。表面灰褐色或黑棕褐色,皱缩,有纵皱纹、点状须根痕及数个瘤状侧根。质硬,断面灰白色或暗灰色,有裂隙,形成层环纹多角形或类圆形,髓部较大或中空。气微,味辛辣、麻舌	祛风除湿,温经止痛
			制草乌	呈不规则圆形或近三角形的片。表面黑褐色,有灰白色多角形形成层环和点状维管束,并有空隙,周边皱缩或弯曲。质脆。气微,味微辛辣,稍有麻舌感	
附子	毛茛科	子根的加工品	盐附子	呈圆锥形。表面灰黑色,被盐霜,顶端有凹陷的芽痕,周围有瘤状突起的支根或支根痕。体重,横切面灰褐色,可见充满盐霜的小空隙和多角形形成层环纹,环纹内侧导管束排列不整齐。气微,味咸而麻,刺舌	回阳救逆,补火助阳,散寒止痛
			黑顺片	为纵切片,上宽下窄,外皮黑褐色,切面暗黄色,油润具光泽,半透明状,并有纵向导管束。质硬而脆,断面角质样。气微,味淡	
			白附片	无外皮,黄白色,半透明	
京大戟	大戟科	根	京大戟	呈不规则长圆形或圆形厚片。外表皮灰棕色或棕褐色,粗糙,有皱纹。切面类白色或棕黄色,纤维性。质坚硬。气微,味微苦涩	泻水逐饮,消肿散结
			醋大戟	呈不规则长圆形或圆形厚片。外表皮棕褐色,粗糙,有皱纹。切面棕黄色或棕褐色,纤维性。质坚硬。微有醋气,味微苦涩	

品名	科属	入药部位	炮制品种	鉴别特征	功能
天南星	天南星科	块茎	生天南星	呈扁球形。表面类白色或淡棕色,较光滑,顶端有凹陷的茎痕,周围有麻点状棍痕,有的块茎周边有小扁球状侧芽。质坚硬,不易破碎,断面不平坦,白色,粉性。气微辛,味麻辣	散结消肿
			制天南星	呈类圆形或不规则形的薄片。黄色或淡棕色,质脆易碎,断面角质状。气微,味涩,微麻	燥湿化痰,祛风止痉,散结消肿
			胆南星	呈方块状或圆柱状。棕黄色、灰棕色或棕黑色。质硬。气微腥,味苦	清热化痰,息风定惊
白附子	天南星科	块茎	生白附子	呈椭圆形或卵圆形。表面白色至黄白色,略粗糙,有环纹及须根痕,顶端有茎痕或芽痕。质坚硬,断面白色,粉性。气微,味淡,麻辣,刺舌	祛风痰,定惊搐,解毒散结,止痛
			制白附子	呈类圆形或椭圆形厚片。外表皮淡棕色,切面黄色,角质。味淡,微有麻舌感	祛风痰,定惊搐,解毒散结,止痛
红大戟	茜草科	块根	红大戟	本品呈不规则长圆形或圆形厚片。外表皮红褐色或棕黄色。切面棕黄色。气微,味甘、微辛	泻水逐饮,消肿散结
天麻	兰科	块茎	天麻	呈椭圆形或长条形,略扁,皱缩而稍弯曲。表面黄白色至黄棕色,有纵皱纹及潜伏芽排列而成的横环纹多轮,有时可见棕褐色菌索。顶端有红棕色至深棕色鹦嘴状的芽或残留茎基;另端有圆脐形疤痕。质坚硬,不易折断,断面较平坦,黄白色至淡黄棕色,角质样。气微,味甘	息风止痉,平抑肝阳,祛风通络
			天麻片	为不规则薄片。外表皮淡黄色至黄棕色,有时可见点状排成的横环纹。切面黄白色至淡棕色,角质样,半透明,气微,味甘	
千年健	天南星科	根茎	千年健	呈类圆形或不规则形的片。外表皮黄棕色至红棕色,粗糙,有的可见圆形根痕。切面红褐色,具有众多黄色纤维束,有的呈针刺状。气香,味辛、微苦	祛风湿,壮筋骨
片姜黄	姜科	根茎	片姜黄	呈长圆柱形或不规则的片状,大小不一。外皮灰黄色,粗糙皱缩,有时可见环节及须根痕。切面黄白色至棕黄色,有一圈环纹及多数筋脉小点。质脆而坚实。断面灰白色至棕黄色,略粉质。气香特异,味微苦而辛凉	破血行气,通经止痛
徐长卿	萝藦科	根及根茎	徐长卿	呈不规则的段。根茎圆柱形,根茎有节,四周着生多数根。根圆柱形,表面淡黄白色至淡棕黄色或棕色,有细纵皱纹。切面粉性,皮部类白色或黄白色,形成层环纹淡棕色,木部细小。气香,味微辛凉	祛风,化湿,止痛,止痒
黄连	毛茛科	根茎	黄连(味连)	多集聚成簇,常弯曲,形如鸡爪。表面灰黄色或黄褐色,粗糙,有不规则结节状隆起、须根及须根残基,有的节间表面平滑如茎秆,习称"过桥"。上部多残留褐色鳞叶,顶端常留有残余的茎或叶柄。质硬,断面不整齐,皮部橙红色或暗棕色,木部鲜黄色或橙黄色,呈放射状排列,髓部有时中空。气微,味极苦	清热燥湿,泻火解毒
			雅连	多为单枝,略呈圆柱形,微弯曲。"过桥"较长。顶端有少许残茎	
			云连	弯曲呈钩状,多为单枝,较细小	
			黄连片	呈不规则薄片。外表皮灰黄色或黄褐色,粗糙,有细小的须根。切面或碎断面鲜黄色或红黄色,具放射状纹理,气微,味极苦	
			酒黄连	形如黄连片。色泽加深,略有酒气	善清上焦火热
			姜黄连	形如黄连片。表面棕黄色,有姜的辛辣味	清胃和胃止呕
			萸黄连	形如黄连片。色泽加深,有吴茱萸的辛辣味	舒肝和胃止呕

续表

品名	科属	入药部位	炮制品种	鉴别特征	功能
续断	川续断科	根	续断片	呈类圆形或椭圆形的厚片。外表皮灰褐色至黄褐色,有纵皱。切面皮部墨绿色或棕褐色,木部灰黄色或黄褐色,可见放射状排列的导管束纹,形成层部位多有深色环。气微,味苦、微甜而涩	补肝肾,强筋骨,续折伤,止崩漏
			酒续断	形如续断片。表面浅黑色或灰褐色,略有酒香气	多用于风湿痹痛,跌扑损伤,筋伤骨折
			盐续断	形如续断片。表面黑褐色,味微咸	多用于腰膝酸软
锁阳	锁阳科	肉质茎	锁阳	呈不规则形或类圆形的片。外表皮棕色或棕褐色,粗糙,具明显纵沟及不规则凹陷。切面浅棕色或棕褐色,散在有黄色三角状维管束。气微,味甘而涩	补肾阳,益精血,润肠通便
绵马贯众	鳞毛蕨科	根茎和叶柄残基	生绵马贯众	本品呈长倒卵形,略弯曲,上端钝圆或截形,下端较尖,有的纵剖为两半。表面黄棕色至黑褐色,密被排列整齐的叶柄残基及鳞片,并有弯曲的须根。叶柄残基呈扁圆形,表面有纵棱线,质硬而脆,断面略平坦,棕色,有黄白色维管束5~13个,环列;每个叶柄残基的外侧常有3条须根,鳞片条状披针形,全缘,常脱落。根茎的断面呈深绿色至棕色,有黄白色维管束5~13个,环列,其外散有较多的叶迹维管束。气特异,味初淡而微涩,后渐苦、辛	清热解毒,驱虫
			绵马贯众炭	呈不规则的厚片或碎片。呈不规则的厚片或碎块,根茎外表皮黄棕色至黑褐色,多被有叶柄残基,有的可见棕色鳞片,切面淡棕色至红棕色,有黄白色维管束小点,环状排列。气特异,味初淡而微涩,后渐苦、辛	收涩止血

（二）茎木类

茎木类中药饮片的识别要点见表 4-2。

表 4-2　茎木类中药饮片的识别要点

品名	科属	入药部位	炮制品种	鉴别特征	功能
降香	豆科	心材	降香	呈类圆柱形或不规则细块状。表面紫红色或红褐色,切面有致密的纹理。质硬,有油性。气微香,味微苦	化瘀止血,理气止痛
苏木	豆科	心材	苏木	呈长圆柱形或对剖半圆柱形。表面黄红色至棕红色,具刀削痕,常见纵向裂缝。质坚硬。切面略具光泽,年轮明显。气微,味微涩	活血祛瘀,消肿止痛
忍冬藤	忍冬科	茎枝	忍冬藤	呈不规则段。表面棕红色(嫩枝),有的灰绿色,光滑或被茸毛;外皮易脱落。切面黄白色,中空。偶有残叶,暗绿色,略有茸毛。气微,老枝味微苦,嫩枝味淡	清热解毒,疏风通络
大血藤	木通科	藤茎	大血藤	呈类圆形的厚片。外表面灰棕色,粗糙。切面皮部红棕色,有数处向内嵌入木部,木部黄白色,有多数导管,射线呈放射状排列。气微,味微涩	清热解毒,活血,祛风止痛
通草	五加科	茎髓	通草	呈圆形或类圆形片。表面白色或淡黄色,有浅纵沟纹。体轻,质松软,稍有弹性,切面平坦,呈银白色光泽,中部空心或有半透明的薄膜,实心者少见。气微,味淡	清热利尿,通气下乳
皂角刺	豆科	棘刺	皂角刺	主刺长圆锥形,刺端锐尖。表面紫棕色或棕褐色。体轻,质坚硬,不易折断。常带有尖细的刺端;木部黄白色,髓部疏松,淡红棕色;质脆,易折断。气微,味淡	消肿托毒,排脓,杀虫

续表

品名	科属	入药部位	炮制品种	鉴别特征	功能
沉香	瑞香科	含有树脂的木材	沉香	呈不规则片状、长条形或类方形小碎块状,表面凹凸不平,有的有刀痕,偶有孔洞,可见黑褐色树脂与黄白色木部相间的斑纹。质较坚实,刀切面平整,折断面刺状。气芳香,味苦	行气止痛,温中止呕,纳气平喘
鸡血藤	豆科	藤茎	鸡血藤	呈椭圆形、长矩圆形或不规则的斜切片。栓皮灰棕色,有的可见灰白色斑,栓皮脱落处显红棕色。质坚硬。切面木部红棕色或棕色,导管孔多数;切皮部有树脂状分泌物呈红棕色至黑棕色,与木部相间排列呈数个同心性椭圆形或偏心性半圆形环。髓部偏向一侧。气微,味涩	活血补血,调经止痛,舒筋活络
川木通	毛茛科	藤茎	川木通	呈类圆形厚片。切面边缘不整齐,残存皮部黄棕色,木部浅黄棕色或浅黄色,有黄白色放射状纹理及裂隙,其间密布细孔状导管,髓部较小,类白色或黄棕色,偶有空腔。气微,味淡	利尿通淋,清心除烦,通经下乳
桂枝	樟科	嫩枝	桂枝	呈类圆形或椭圆形厚片。表面红棕色至棕色,有时可见点状皮孔或纵向棱线。切面皮部红棕色,木部黄白色或浅黄棕色,髓部类圆形或略呈方形,有特异香气,味甜、微辛	发汗解肌,温通经脉,助阳化气,平冲降气
檀香	檀香科	干燥心材	檀香	呈长短不一的圆柱形木段,有的略弯曲,一般长约1m,直径10~30cm。外表面灰黄色或黄褐色,光滑细腻,有的具疤节或纵裂,横截面呈棕黄色,显油迹;棕色年轮明显或不明显,纵向劈开纹理顺直。质坚实,不易折断。气清香,燃烧时香气更浓;味淡,嚼之微有辛辣感	行气温中,开胃止痛
桑寄生	桑寄生科	带叶茎枝	桑寄生	茎枝呈圆柱形。表面红褐色或灰褐色,具细纵纹,并有多数细小突起的棕色皮孔,嫩枝有的可见棕褐色茸毛;质坚硬,断面不整齐,皮部红褐色,木部色较浅。叶多卷曲,具短柄;叶片展平后呈卵形或椭圆形,表面黄褐色,幼叶被细茸毛,先端钝圆,基部圆形或宽楔形,全缘,革质。气微,味涩	祛风湿,补肝肾,强筋骨,安胎元
槲寄生	桑寄生科	带叶茎枝	槲寄生	呈不规则的厚片。茎外皮黄绿色、黄棕色或棕褐色。切面皮部黄色,木部浅黄色,有放射状纹理,髓部常偏向一边。叶片黄绿色或黄棕色,全缘,有细皱纹,革质。气微,味微苦,嚼之有黏性	祛风湿,补肝肾,强筋骨,安胎元
首乌藤	蓼科	藤茎	首乌藤	呈圆柱形的段。外表面紫红色或紫褐色。切面皮部紫红色,木部黄白色或淡棕色,导管孔明显,髓部疏松,类白色。气微,味微苦涩	养血安神,祛风通络
络石藤	夹竹桃科	带叶藤茎	络石藤	呈不规则的段。茎圆柱形,表面红褐色,可见点状皮孔。切面黄白色,中空。叶全缘,略反卷;革质。气微,味微苦	祛风通络,凉血消肿
海风藤	胡椒科	藤茎	海风藤	呈不规则的扁圆柱形厚片。表面灰褐色或褐色,有纵向棱状纹理。切面皮部窄,木部宽广呈黄白色,导管孔多束,有灰黄色与灰白色相间排列的放射状纹理,皮部与木部交界处有裂隙,中心有灰褐色髓。体轻,质脆。气香,味微苦、辛	祛风湿,通经络,止痹痛

（三）皮类

皮类中药饮片的识别要点见表 4-3。

表 4-3 皮类中药饮片的识别要点

品名	科属	入药部位	炮制品种	鉴别特征	功能
牡丹皮	毛茛科	根皮	牡丹皮	呈圆形或卷曲薄片。连丹皮外表面灰褐色或黄褐色,栓皮脱落处粉红色;刮丹皮表面红棕色或淡灰黄色,内表面有时可见发亮的结晶。切面淡粉红色,粉性。气芳香,味微苦而涩	清热凉血,活血化瘀

品名	科属	入药部位	炮制品种	鉴别特征	功能
肉桂	樟科	树皮	肉桂	呈槽状或卷筒状。外表面灰棕色,稍粗糙,有不规则的细皱纹和横向突起的皮孔,有的可见灰白色的斑纹;内表面红棕色,略平坦,有细纵纹,划之显油痕。质硬而脆,易折断,断面不平坦,外层棕色而较粗糙,内层红棕色而油润,两层间有一条黄棕色的线纹。气香浓烈,味甜、辣	补火助阳,引火归元,散寒止痛,温通经脉
地骨皮	茄科	根皮	地骨皮	呈筒状或槽状。外表面灰黄色至棕黄色,粗糙,有不规则纵裂纹,易成鳞片状剥落。内表面黄白色至灰黄色,较平坦,有细纵纹。体轻,质脆,易折断,断面不平坦,外层黄棕色,内层灰白色。气微,味微甘而后苦	凉血除蒸,清肺降火
桑白皮	桑科	根皮	生桑白皮	呈丝条状。外表面白色或淡黄白色,有的残留橙黄色或棕黄色鳞片状粗皮;内表面黄白色或灰黄色,具细纵皱纹。体轻,质韧,纤维性强。气微,味微甘	泻肺平喘,利水消肿
			蜜桑白皮	呈不规则的丝条状。表面深黄色或棕黄色,略具光泽,滋润,纤维性强,易纵向撕裂。气微,味甜	润肺止咳
厚朴	木兰科	干皮、根皮及枝皮	生厚朴	呈弯曲的丝条状或单、双卷筒状。外表面灰褐色,可见椭圆形皮孔,内表面紫棕色或深紫褐色,较平滑,具细密纵纹,划之显油痕。切面颗粒性,有油性,有的可见小亮星。气香,味辛辣、微苦	燥湿消痰,下气除满
			姜厚朴	形如厚朴丝。表面灰褐色,偶见焦斑,略有姜辣气	燥湿消痰,下气除满
合欢皮	豆科	树皮	合欢皮	呈弯曲的丝状。外表面灰棕色至灰褐色,稍有纵皱纹,密生明显的椭圆形横向皮孔,棕色或棕红色。内表面淡黄棕色或黄白色,平滑,具细密纵纹。切面呈纤维性片状,淡黄棕色或黄白色。气微香,味淡、微涩、稍刺舌,而后喉头有不适感	解郁安神,活血消肿
土荆皮	松科	根皮或近根树皮	土荆皮	呈条片状或卷筒状。外表面灰黄色,有时可见灰白色横向皮孔样突起。内表面黄棕色至红棕色,具细纵纹。切面淡红棕色至红棕色,有时可见有细小白色结晶,可层层剥离。气微,味苦而涩	杀虫,疗癣,止痒
白鲜皮	芸香科	根皮	白鲜皮	呈不规则的厚片。外表皮灰白色或淡灰黄色,具细纵皱纹及细根痕,常有突起的颗粒状小点;内表面类白色,有细纵纹。切面类白色,略呈层片状。有羊膻气,味微苦	清热燥湿,祛风解毒
苦楝皮	楝科	树皮和根皮	苦楝皮	呈不规则的丝状。外表面灰棕色或灰褐色,除去粗皮者呈淡黄色。内表面类白色或淡黄色。切面纤维性,略呈层片状,易剥离。气微,味苦	杀虫,疗癣
香加皮	萝摩科	根皮	香加皮	呈不规则的厚片。外表面灰棕色或黄棕色,栓皮常呈鳞片状,内表面淡黄色或淡黄棕色,有细纵纹。切面黄白色。有特异香气,味苦	利水消肿,祛风湿,强筋骨

（四）花类及叶类

花类及叶类中药的识别要点见表4-4。

表4-4　花类及叶类中药的识别要点

品名	科属	入药部位	炮制品种	鉴别特征	功能
番泻叶	豆科	小叶	狭叶番泻	呈长卵形或卵状披针形,全缘,叶端急尖,叶基稍不对称。上表面黄绿色,下表面浅黄绿色,无毛或近无毛,叶脉稍隆起。革质。气微弱而特异,味微苦,稍有黏性	泻热行滞,通便,利水
			尖叶番泻	呈披针形或长卵形,略卷曲,叶端短尖或微突,叶基不对称,两面均有细短毛茸	

品名	科属	入药部位	炮制品种	鉴别特征	功能
金银花	忍冬科	花蕾或带初开的花	金银花	呈棒状，上粗下细，略弯曲。表面黄白色或绿白色(贮久色渐深)，密被短柔毛。偶见叶状苞片。花萼绿色，先端5裂，裂片有毛。开放者花冠筒状，先端二唇形；雄蕊5个，附于筒壁，黄色；雌蕊1个，子房无毛。气清香，味淡、微苦	清热解毒，疏散风热
红花	菊科	花	红花	为不带子房的管状花。表面红黄色或红色。花冠筒细长，先端5裂，裂片呈狭条形；雄蕊5，花药聚合成筒状，黄白色；柱头长圆柱形，顶端微分叉。质柔软。气微香，味微苦	活血通经，散瘀止痛
野菊花	菊科	头状花序	野菊花	呈类球形。棕黄色。总苞由4～5层苞片组成，外层苞片卵形或条形，外表面中部灰绿色或浅棕色，通常被白毛，边缘膜质；内层苞片长椭圆形，膜质，外表面无毛。总苞基部有的残留总花梗。舌状花1轮，黄色至棕黄色，皱缩卷曲；管状花多数，深黄色。体轻。气芳香，味苦	清热解毒，泻火平肝
辛夷	木兰科	花蕾	望春花	呈长卵形，似毛笔头。基部常具短梗，梗上有类白色点状皮孔。苞片2～3层，每层2片，两层苞片间有小鳞芽，苞片外表面密被灰白色或灰绿色茸毛，内表面类棕色，无毛。花被片9，棕色，外轮花被片3，条形，约为内两轮长的1/4，呈萼状；内两轮花被片6，每轮3，轮状排列。雄蕊和雌蕊多数，螺旋状排列。体轻，质脆。气芳香，味辛凉而稍苦	散风寒，通鼻窍
辛夷	木兰科	花蕾	玉兰	基部枝梗较粗壮，皮孔浅棕色。苞片外表面密被灰白色或灰绿色茸毛。花被片9，内外轮同型	散风寒，通鼻窍
辛夷	木兰科	花蕾	武当玉兰	基部枝梗粗壮，皮孔红棕色。苞片外表面密被淡黄色或淡黄绿色茸毛，有的最外层苞片茸毛已脱落而呈黑褐色。花被片10～12(15)，内外轮无显著差异	散风寒，通鼻窍
淡竹叶	禾本科	茎叶	淡竹叶	茎呈圆柱形，有节，表面淡黄绿色，断面中空。叶鞘开裂。叶片披针形，有的皱缩卷曲；表面浅绿色或黄绿色。叶脉平行，具横行小脉，形成长方形的网格状，下表面尤为明显。体轻，质柔韧。气微，味淡	清热泻火，除烦止渴，利尿通淋
侧柏叶	柏科	枝梢及叶	生侧柏叶	多分枝，小枝扁平。叶细小鳞片状，交互对生，贴伏于枝上，深绿色或黄绿色。质脆，易折断。气清香，味苦涩、微辛	凉血止血，化痰止咳，生发乌发
侧柏叶	柏科	枝梢及叶	侧柏炭	形如侧柏叶。表面黑褐色。质脆，易折断，断面焦黄色。气香，味微苦涩	收敛止血力强
槐花	豆科	花及花蕾	生槐花	皱缩而卷曲，花瓣多散落。完整者花萼钟状，黄绿色，先端5浅裂；花瓣5，黄色或黄白色，1片较大，近圆形，先端微凹，其余4片长圆形。雄蕊10，其中9个基部连合，花丝细长。雌蕊圆柱形，弯曲。体轻。气微，味微苦	凉血止血，清肝泻火
槐花	豆科	花及花蕾	炒槐花	生槐花清炒。形如槐花，表面深黄色	凉血止血
槐花	豆科	花及花蕾	槐花炭	形如槐花，表面焦褐色	止血力强
月季花	蔷薇科	花	月季花	呈类球形。花托长圆形，萼片5，暗绿色，先端尾尖；花瓣呈覆瓦状排列，有的散落，长圆形，紫红色或淡紫红色；雄蕊多数，黄色。体轻，质脆。气清香，味淡、微苦	活血调经，疏肝解郁
菊花	菊科	头状花序	亳菊	呈倒圆锥形或圆筒形，有时稍压扁呈扇形离散。总苞碟状；总苞片3～4层，卵形或椭圆形，草质，黄绿色或褐绿色，外面被柔毛，边缘膜质。花托半球形，无托片或托毛。舌状花数层，雌性，位于外围，类白色，劲直，上举，纵向折缩，散生金黄色腺点；管状花多数，两性，位于中央，为舌状花所隐藏，黄色，顶端5齿裂。瘦果不发育，无冠毛。体轻，质柔润，干时松脆。气清香，味甘、微苦	散风清热，平肝明目
菊花	菊科	头状花序	滁菊	呈不规则球形或扁球形。舌状花白色或类白色，不规则扭曲，内卷，边缘皱缩，有时可见淡褐色腺点；管状花大多隐藏	散风清热，平肝明目

品名	科属	入药部位	炮制品种	鉴别特征	功能
菊花	菊科	头状花序	贡菊	呈扁球形或不规则球形。舌状花白色或类白色,斜升,上部反折,边缘稍内卷而皱缩,通常无腺点;管状花少,外露	散风清热,平肝明目
			杭菊	呈碟形或扁球形,直径2.5~4cm,常数个相连成片。舌状花类白色或黄色,平展或微折叠,彼此粘连,通常无腺点;管状花多数,外露	
玫瑰花	蔷薇科	花蕾	玫瑰花	呈半球形或不规则团状。花托半球形,与花萼基部合生;萼片5,披针形,黄绿色或棕绿色,被有细柔毛;花瓣多皱缩,展后宽卵形,呈覆瓦状排列,紫红色,有的黄棕色;雄蕊多数,黄褐色。体轻,质脆,气芳香浓郁,味微苦涩	行气解郁,和血,止痛
密蒙花	马钱科	花蕾和花序	密蒙花	为花蕾密聚的花序小分枝,呈不规则圆锥状。表面灰黄色或棕黄色,密被茸毛。花蕾呈短棒状,上端略大。质柔软。气微香,味微苦、辛	清热泻火,养肝明目,退翳
蒲黄	香蒲科	花粉	生蒲黄	为黄色粉末。体轻,放水中则飘浮水面。手捻有滑腻感,易附着手指上。气微,味淡	止血,化瘀,通淋
			蒲黄炭	形如蒲黄,表面棕黄色或黑褐色。具焦香气,味微苦、涩	止血功能增强
枇杷叶	蔷薇科	叶	生枇杷叶	呈丝条状。上表面灰绿色、黄棕色或红棕色,较光滑。下表面可见黄色绒毛,主脉突出。革质而脆。气微,味微苦	清肺止咳,降逆止呕
			蜜枇杷叶	形如生枇杷叶。表面黄棕色或红棕色,微显光泽,略带黏性。具蜜香气,味微甜	润肺止咳
款冬花	菊科	花蕾	生款冬花	呈长圆棒状。单生或2~3个基部连生(习称"连三朵")。上端较粗,下端渐细或带有短梗,外面被有多数鱼鳞状苞片。苞片外表面紫红色或淡红色,内表面密被白色絮状茸毛。体轻,撕开后可见白色茸毛。气香,味微苦而辛	润肺下气,止咳化痰
			蜜款冬花	形如生款冬花。表面棕黄色或棕褐色,稍带黏性。具蜜香气,味微甜	润肺止咳功能增强
鸡冠花	苋科	花序	生鸡冠花	呈鸡冠状,表面红色、紫红色或黄白色。中部以下密生多数小花,每花宿存的苞片和花被均呈膜质。种子扁圆肾形,黑色。气微,味淡	收敛止血,止带,止痢
			鸡冠花炭	形如鸡冠花。表面黑褐色,内部焦褐色。具焦香气,味苦	止血力强
松花粉	松科	花粉	松花粉	淡黄色的细粉。体轻,易飞扬,手捻有滑润感。气微,味淡	收敛止血,燥湿敛疮
旋覆花	菊科	头状花序	生旋覆花	呈扁球形或类球形。总苞由多数苞片组成,呈覆瓦状排列,苞片披针形或条形,灰黄色;总苞基部有时残留花梗,苞片及花梗表面被白色茸毛,舌状花1列,黄色,多卷曲,常脱落,先端3齿裂;管状花多数,棕黄色,先端5齿裂;子房顶端有多数白色冠毛。有的可见椭圆形小瘦果。体轻,易散碎。气微,味微苦	降气,消痰,行水,止呕
			蜜旋覆花	形如生旋覆花。深黄色。手捻稍黏手。具蜜香气,味甜	润肺止咳,降气平喘
紫苏叶	唇形科	叶(或带嫩枝)	紫苏叶	呈不规则的段或碎片。叶片多皱缩卷曲,破碎,完整者展平后呈卵圆形,边缘具圆锯齿。两面紫色或上表面绿色,下面紫色,疏生灰白色毛。叶柄紫色或紫绿色。带嫩枝者,枝紫绿色,切面中部有髓。气清香,味微辛	解表散寒,行气和胃
大青叶	十字花科	叶	大青叶	呈不规则的碎段。完整叶片展平后呈长椭圆形至长圆状倒披针形;上表面暗灰绿色,有的可见色较深稍突起的小点;先端钝,全缘或微波状,基部狭窄下延至叶柄呈翼状。质脆。气微,味微酸、苦、涩	清热解毒,凉血消斑

品名	科属	入药部位	炮制品种	鉴别特征	功能
西红花	鸢尾科	柱头	西红花	呈线形,三分枝,暗红色,上部较宽而略扁平,顶端边缘显不整齐的齿状,内侧有一短裂隙,下端有时残留一小段黄色花柱。体轻,质松软,无油润光泽,干燥后质脆易断。气特异,微有刺激性,味微苦	活血化瘀,凉血解毒,解郁安神
洋金花	茄科	花	洋金花	多皱缩成条状。花萼呈筒状,长为花冠的 2/5,灰绿色或灰黄色,先端 5 裂,基部具纵脉纹 5 条,表面微有茸毛;花冠呈喇叭状,淡黄色或类棕色,先端 5 浅裂,裂片有短尖,短尖下有明显的纵脉纹 3 条,两裂片之间微凹;雄蕊 5,花丝贴生于花冠筒内,长为花冠的 3/4;雌蕊 1,柱头棒状。烘干品质柔韧,气特异;晒干品质脆,气微,味微苦	平喘止咳,解痉定痛
芫花	瑞香科	花蕾	生芫花	常 3~7 朵簇生于短花轴上,基部有苞片 1~2 片,多脱落为单朵。单朵呈棒槌状,多弯曲;花被筒表面淡紫色或灰绿色,密被短柔毛,先端 4 裂,裂片淡紫色或黄棕色。质软。气微,味甘、微辛	泻水逐饮;外用杀虫疗疮
			醋芫花	本品形如芫花。表面微黄色。微有醋香气	

（五）果实、种子类

果实、种子类中药的识别要点见表 4-5。

表 4-5　果实、种子类中药的识别要点

品名	科属	入药部位	炮制品种	鉴别特征	功能
夏枯草	唇形科	果穗	夏枯草	呈圆柱形,略扁。淡棕色至棕红色。全穗由数轮至十数轮宿萼与苞片组成,每轮有对生苞片 2 片,呈扇形,先端尖尾状,脉纹明显,外表面有白毛。每一苞片内有花 3 朵,花冠多已脱落,宿萼二唇形,内有小坚果 4 枚,卵圆形,棕色,尖端有白色突起。体轻。气微,味淡	清肝泻火,明目,散结消肿
川楝子	楝科	成熟果实	生川楝子	呈球状、半球状、厚片或不规则的碎块。(呈类球形)表面金黄色至棕黄色,微有光泽,少数凹陷或皱缩,具深棕色小点。外果皮革质,与果肉间常成空隙,果肉松软,淡黄色,遇水湿润显黏性。气特异,味酸、苦	疏肝泄热,行气止痛,杀虫
			炒川楝子	形如川楝子。表面焦黄色,偶见焦斑。气焦香,味酸、苦	疏肝行气止痛
砂仁	姜科	成熟果实	砂仁	呈椭圆形或卵圆形,具不明显的三棱。表面棕褐色,密生刺状突起,顶端有花被残基,基部常有果梗。果皮薄而软。种子集结成团,具三钝棱,中间有白色隔膜,将种子团分成 3 瓣。种子为不规则多面体,棕红色或暗褐色,外被淡棕色膜质假种皮。气芳香而浓烈,味辛凉、微苦	化湿开胃,温脾止泻,理气安胎
木瓜	蔷薇科	近成熟果实	木瓜	长圆形。外表紫红色或红棕色,有不规则的深皱纹,果肉棕红色。气微清香,味酸	舒筋活络,和胃化湿
苦杏仁	蔷薇科	成熟种子	生苦杏仁	呈扁心形。表面黄棕色至深棕色,一端尖,另端钝圆,肥厚,左右不对称,尖端一侧有短线形种脐,圆端合点处向上具多数深棕色的脉纹。种皮薄,子叶 2,乳白色,富油性。气微,味苦	降气止咳平喘,润肠通便
			炒苦杏仁	形如生苦杏仁。表面黄色至棕黄色,微带焦斑。有香气,味苦	降气止咳平喘,润肠通便
龙眼肉	无患子科	假种皮	龙眼肉	纵向破裂的不规则薄片,常数片粘结。棕黄色至棕褐色,半透明。外表面皱缩不平,内表面光亮而有细纵皱纹。质柔润。气微香,味甜	补益心脾,养血安神

品名	科属	入药部位	炮制品种	鉴别特征	功能
枳壳	芸香科	未成熟果实	生枳壳	呈不规则弧状条形。切面外果皮棕褐色至褐色,中果皮黄白色,近边缘有1~2列油室,内侧有的有少量紫褐色瓤囊。气清香,味苦、微酸	理气宽中,行滞消胀
			麸炒枳壳	形如生枳壳片。色较深,偶有焦斑	
决明子	豆科	成熟种子	生决明子	略呈菱方形或短圆柱形,两端平行倾斜。表面绿棕色或暗棕色,平滑有光泽。一端较平坦,另端斜尖,背腹面各有1条突起的棱线,棱线两侧各有1条斜向对称而色较浅的线形凹纹。质坚硬,不易破碎。种皮薄,子叶2,黄色,呈"S"形折曲并重叠。气微,味微苦	清热明目,润肠通便
			炒决明子	形如决明子。微鼓起,表面绿褐色或暗棕色,偶见焦斑。微有香气	
栀子	茜草科	成熟果实	生栀子	呈不规则的碎块。果皮表面红黄色或棕红色,有的可见翅状纵棱。种子多数,扁卵圆形,深红色或红黄色。气微,味微酸而苦	泻火除烦,清热利湿,凉血解毒
			炒栀子	形如栀子碎块,黄褐色	功效缓和
			焦栀子	形如栀子碎块。表面焦褐色或焦黑色。果皮内表面棕色。种子表面黄棕色或棕褐色。有焦香气	凉血止血
五味子	木兰科	成熟果实	生五味子	呈不规则的球形或扁球形。表面红色、紫红色或暗红色,皱缩,显油润;有的表面呈黑红色或出现"白霜"。果肉柔软,种子1~2,肾形,表面棕黄色,有光泽,种皮薄而脆。果肉气微,味酸;种子破碎后,有香气,味辛、微苦	收敛固涩,益气生津,补肾宁心
			醋五味子	形如五味子。乌黑色,油润,稍有光泽。有醋香气	
女贞子	木樨科	成熟果实	生女贞子	呈卵形、椭圆形或肾形。表面黑紫色或灰黑色,皱缩不平,基部有果梗痕或具宿萼及短梗。体轻。外果皮薄,中果皮较松软,易剥离,内果皮木质,黄棕色,具纵棱,破开后种子通常为1粒,肾形,紫黑色,油性。气微,味甘、微苦涩	滋补肝肾,明目乌发
			酒女贞子	本品形如女贞子,表面黑褐色或灰黑色,常附有白色粉霜。微有酒香气	滋补肝肾,明目乌发
牛蒡子	菊科	成熟果实	牛蒡子	呈长倒卵形,略扁,微弯曲。表面灰褐色,带紫黑色斑点,有数条纵棱,通常中间1~2条较明显。顶端钝圆,稍宽,顶面有圆环,中间具点状花柱残迹;基部略窄,着生面色较淡。果皮较硬,子叶2枚,淡黄白色,富油性。无臭,味苦后微辛而稍麻舌	疏散风热,宣肺透疹,解毒利咽
			炒牛蒡子	形如牛蒡子。色泽加深,略鼓起。微有香气	
小茴香	伞形科	成熟果实	小茴香	为双悬果,呈圆柱形,有的稍弯曲。表面黄绿色或淡黄色,两端略尖,顶端残留有黄棕色突起的柱基,基部有时有细小的果梗。分果呈长椭圆形,背面有纵棱5条,接合面平坦而较宽。横切面略呈五边形,背面的四边约等长。有特异香气,味微甜、辛	散寒止痛,理气和胃
			盐小茴香	本品形如小茴香。微鼓起,色泽加深,偶有焦斑,味微咸	暖肾散寒止痛
火麻仁	桑科	成熟果实	火麻仁	呈卵圆形。表面灰绿色或灰黄色,有微细的白色或棕色网纹,两边有棱,顶端略尖,基部有1圆形果柄痕。果皮薄而脆,易破碎。种皮绿色,子叶2,乳白色,富油性。气微,味微淡	润肠通便
			炒火麻仁	形如火麻仁,表面微黄色,有香气	
车前子	车前科	成熟种子	生车前子	呈椭圆形、不规则长圆形或三角状长圆形,略扁。表面黄棕色至黑褐色,有细皱纹,一面有灰白色凹点状种脐。质硬,气微,味淡,嚼之带黏性	清热利尿通淋,渗湿止泻,明目,祛痰
			盐车前子	形如车前子。略鼓起,色泽加深,有焦香气,味微咸	清热利尿,益肝明目

续表

品名	科属	入药部位	炮制品种	鉴别特征	功能
枳实	芸香科	幼果	生枳实	呈不规则弧状条形或圆形薄片。外果皮黑绿色或棕褐色，中果皮部分黄白色至黄褐色，近外缘有1～2列油室，条片内侧或圆片中央具棕褐色瓤囊。气清香，味苦、微酸	破气消积，化痰散痞
			麸炒枳实	形如枳实片。切面深黄色，有的有焦斑。气焦香，味微苦微酸	调脾和中，利气散满
王不留行	石竹科	成熟种子	生王不留行	呈球形。表面黑色，少数红棕色，略带有光泽，有细密颗粒状突起，一侧有1凹陷的纵沟。质硬，胚乳白色，胚弯曲成环，子叶2枚。气微，味微涩苦	活血通经，下乳消肿，利尿通淋
			炒王不留行	呈类球形爆花状，可见白色胚乳。表面白色，质松脆	
使君子	使君子科	成熟果实	使君子	呈椭圆形或卵圆形，具5条纵棱。表面黑褐色至紫黑色，平滑，微具光泽。顶端狭尖，基部钝圆，有明显圆形的果梗痕。质坚硬，横切面多呈五角星形。种子长椭圆形或纺锤形，表面棕褐色或黑褐色，有多数纵皱纹；种皮薄，易剥离；子叶2枚，黄白色，有油性，断面有裂隙。气微香，味微甜	杀虫消积
			炒使君子仁	形如使君子。表面黄白色，气香	
八角茴香	木兰科	成熟果实	八角茴香	为聚合果，多由8个蓇葖果组成，放射状排列于中轴上。外表面红棕色，有不规则皱纹，顶端呈鸟喙状，上侧多开裂；内表面淡棕色，平滑，有光泽；质硬而脆。果梗长3～4cm，连于果实基部中央，弯曲，常脱落。每个蓇葖果含种子1粒，扁卵圆形，红棕色或黄棕色，光亮，尖端有种脐；胚乳白色，富油性。气芳香浓郁，味辛、甜	温阳散寒，理气止痛
马兜铃	马兜铃科	成熟果实	生马兜铃	呈不规则碎片。表面黄绿色或灰绿色，有纵棱线12条，由棱线分出多数横向平行的细脉纹，果皮轻而脆，易裂为6瓣，每室种子多数，平叠整齐排列。种子扁平而薄，钝三角形或扇形，中央棕色，周边淡棕色。种仁乳白色，有油性。气特异，味微苦	清肺降气，止咳平喘，清肠消痔
			蜜马兜铃	形如马兜铃碎片。表面深黄色，略有光泽，带黏性。味微甜	润肺止咳
山茱萸	山茱萸科	成熟果肉	生山茱萸	呈不规则的片状或囊状。表面紫红色至紫黑色，皱缩，有光泽。顶端有的有圆形宿萼痕，基部有果梗痕。质柔软。气微，味酸、涩、微苦	补益肝肾，收涩固脱
			酒山茱萸	形如生山茱萸，表面紫黑色或黑色，质滋润柔软。微有酒香气	
桃仁	蔷薇科	成熟种子	桃仁	呈扁长卵形。表面黄棕色至红棕色，密布颗粒状突起。一端尖，中部膨大，另端钝圆稍偏斜，边缘较薄。尖端一侧有短线形种脐，圆端有颜色略深不甚明显的合点，自合点处散出多数纵向维管束。种皮薄，子叶2，类白色，富油性。气微，味微苦	活血祛瘀，润肠通便，止咳平喘
			山桃仁	呈类卵圆形，较小而肥厚	
			燀桃仁	呈长卵形。表面浅黄白色，一端尖，中部膨大，另端钝圆稍扁，边缘较薄。气微香，味微苦	
			炒桃仁	形如桃仁。表面棕褐色，略带焦斑	
千金子	大戟科	成熟种子	生千金子	呈椭圆形或倒卵形。表面灰棕色或灰褐色，具不规则网状皱纹，网孔凹陷处灰黑色，形成细斑点。一侧有纵沟状种脊，顶端为突起的合点，下端为线形种脐，基部有类白色突起的种阜或具脱落后的疤痕。种皮薄脆，种仁白色或黄白色，富油质。气微，味辛	泻下逐水，破血消癥；外用疗癣蚀疣
			千金子霜	为均匀、疏松的淡黄色粉末，微显油性。味辛辣	

品名	科属	入药部位	炮制品种	鉴别特征	功能
马钱子	马钱科	成熟种子	生马钱子	呈纽扣状圆板形。常一面隆起,一面稍凹下,表面密被灰棕或灰绿色绢状茸毛,自中间向四周呈辐射状排列,有丝样光泽。边缘稍隆起,较厚,有突起的珠孔,底面中心有突起的圆点状种脐。质坚硬,平行剖面可见淡黄色白色胚乳,角质状,子叶心形,叶脉 5～7 条。无臭,味极苦	通络止痛,散结消肿
			制马钱子	形如马钱子,砂烫后两面均膨胀鼓起,边缘较厚。表面棕褐色或深棕色,质坚脆,平行剖面可见棕褐色或深棕色的胚乳。微有香气,味极苦	
			马钱子粉	为粉末状,棕褐色。气微香,味苦	

（六）全草类

全草类中药的识别要点见表 4-6。

表 4-6　全草类中药的识别要点

品名	科属	入药部位	炮制品种	鉴别特征	功能
老鹳草	牻牛儿苗科	地上部分	老鹳草	呈不规则的段。表面灰绿色或带紫色,节膨大。切面黄白色,有时中空。叶对生,卷曲皱缩,灰褐色,具细长叶柄。果实长圆形或球形,宿存花柱形似鹳喙。气微,味淡	祛风湿,通经络,止泻痢
卷柏	卷柏科	全草	生卷柏	卷缩的段状。枝扁而有分枝,绿色或棕黄色,向内卷曲,枝上密生鳞片状小叶。叶缘膜质,有不整齐的细锯齿。质脆,易折断。气微,味淡	活血通经
			卷柏炭	形如卷柏。表面焦黑色。质脆,易折断	化瘀止血
佩兰	菊科	地上部分	佩兰	呈不规则的段。茎圆柱形,表面黄棕色或黄绿色,有的带紫色,有明显的节及纵棱线。切面髓部白色或中空。叶片多皱缩,破碎,绿褐色。气芳香,味微苦	芳香化湿,醒脾开胃,发表解暑
鸭跖草	鸭跖草科	地上部分	鸭跖草	呈不规则的段。茎有纵棱,节稍膨大。切面中心有髓。叶互生,多皱缩、破碎,完整叶片展平后呈卵状披针形或披针形,全缘,基部下延成膜质叶鞘,抱茎,叶脉平行。总苞佛焰苞状,心形。气微,味淡	清热泻火,解毒,利水消肿
香薷	唇形科	地上部分	香薷	呈段状,茎、叶、穗混合。全体密被白色茸毛。茎方柱形,基部紫红色,上部黄绿色或淡黄色,节明显,质脆,易折断。叶对生,多皱缩(或脱落),暗绿色或黄绿色,边缘有(疏浅)锯齿。穗状花序顶生及腋生。气清香而浓,味微辛而凉	发汗解表,化湿和中
泽兰	唇形科	地上部分	泽兰	呈不规则的段。茎方柱形。表面黄绿色或带紫色,节处紫色明显,有白色茸毛;切面黄白色,中空。叶多破碎,边缘有锯齿。有时可见轮伞花序。气微,味淡	活血调经,祛瘀消痈,利水消肿
伸筋草	石松科	全草	伸筋草	为不规则的段,茎呈圆柱形,略弯曲。叶密生茎上,螺旋状排列,皱缩弯曲,线形或针形,黄绿色至淡黄棕色,先端芒状,全缘。切面皮部浅黄色,木部类白色。气微,味淡	祛风除湿,舒筋活络
荆芥	唇形科	地上部分	荆芥	呈不规则的段。茎呈方柱形,表面淡黄绿色或淡黄紫色,被短柔毛。切面类白色。叶多脱落。穗状轮伞花序。气芳香,味微涩而辛凉	解表散风,透疹,消疮
荆芥穗	唇形科	花穗	荆芥穗	穗状轮伞花序呈圆柱形。花冠多脱落,宿萼黄绿色(或淡棕色),钟形,质脆易碎,内有棕黑色小坚果。气芳香,味微涩而辛凉	发散力较强
瞿麦	石竹科	地上部分	瞿麦	为不规则的段。茎圆柱形,表面淡绿色或黄绿色,节明显,略膨大。切面中空。叶多破碎。花萼筒状,苞片 4～6。蒴果长筒形,与宿萼等长。种子细小,多数。气微,味淡	利尿通淋,活血通经

品名	科属	入药部位	炮制品种	鉴别特征	功能
金钱草	报春花科	全草	金钱草	呈不规则的段。根纤细,淡黄色。茎细,有纵纹,实心,茎棕色或暗棕红色。叶对生,展平后呈宽卵形或心形,上表面灰绿色或棕褐色,下表面色较浅,主脉明显突起;用水浸后,对光透视可见褐色或黑色条纹。偶见黄色花,单生于叶腋。气微,味淡	利湿退黄,利尿通淋,解毒消肿
蒲公英	菊科	全草	蒲公英	呈不规则的段。根表面棕褐色;根头部有棕褐色或黄白色的茸毛。叶多皱缩破碎,绿褐色或暗灰绿色,完整者展开后呈倒披针形,先端尖或钝,边缘浅裂或羽状分裂,基部渐狭,下延呈柄状。头状花序,总苞片多层,花冠黄褐色或淡黄白色。有的可见多数具白色冠毛的长椭圆形瘦果。气微,味微苦	清热解毒,消肿散结,利尿通淋
仙鹤草	蔷薇科	地上部分	仙鹤草	呈不规则的段。茎有节,下部圆柱形,红棕色,上部方柱形,绿褐色,(茎多数方柱形,有纵沟和棱线,有节)切面中空。叶多破碎,暗绿色,边缘有锯齿;托叶抱茎。有时可见黄色花或带钩刺的果实	收敛止血,截疟,止痢,解毒,补虚
半边莲	桔梗科	全草	半边莲	呈不规则的段。根及根茎细小,表面淡棕色或黄色。茎细,有分枝,灰绿色,节明显。叶无柄,叶片多皱缩,绿褐色。气微特异,味微甘而辛	清热解毒,利尿消肿
车前草	车前科	全草	车前草	呈不规则的段。根须状或直而长。叶片皱缩,多破碎,表面灰绿色或污绿色,脉明显。可见穗状花序。气微,味微苦	清热利尿通淋,祛痰,凉血,解毒
石斛	兰科	新鲜或干燥茎	鲜石斛	呈圆柱形或扁圆柱形的段。表面黄绿色,光滑或有纵纹,肉质多汁。气微,味微苦而回甜,嚼之有黏性	益胃生津,滋阴清热
			干石斛	呈扁圆柱形或圆柱形的段。表面金黄色、绿黄色或棕黄色,有光泽,有深纵沟或纵棱,有的可见棕褐色的节。切面黄白色至黄褐色,有多数散在的筋脉点。气微,味淡或微苦,嚼之有黏性	
麻黄	麻黄科	草质茎	麻黄段	呈圆柱形的段。表面淡黄绿色至黄绿色,粗糙,有细纵脊线,节上有细小鳞叶。切面中心显红黄色。气微香,味涩、微苦	发汗散寒,宣肺平喘,利水消肿
			蜜麻黄	形如麻黄段。表面深黄色,微有光泽,略具黏性。有蜜香气,味甜	润肺止咳
益母草	唇形科	地上部分	鲜益母草	幼苗期无茎,基生叶圆心形,5~9浅裂,每裂片有2~3钝齿。花前期茎呈方柱形,上部多分枝,四面凹下成纵沟;表面青绿色;质鲜嫩,断面中部有髓。叶交互对生,有柄;叶片青绿色,质鲜嫩,揉之有汁,下部茎生叶掌状3裂,上部叶羽状深裂或浅裂成3片。气微,味微苦	活血调经,利尿消肿,清热解毒
			(干)益母草	呈不规则的段。茎方形,四面凹下成纵沟,灰绿色或黄绿色。切面中部有白髓。叶对生,叶片灰绿色,多皱缩、破碎。轮伞花序腋生,花黄棕色,花萼筒状,花冠二唇形。气微,味微苦	
青蒿	菊科	地上部分	青蒿	茎呈圆柱形,上部多分枝;表面黄绿色或棕黄色,具纵棱线;切面黄白色,髓部白色,叶片多褶皱或破碎,暗绿色或棕绿色,卷缩易碎,完整者展平后为三回羽状深裂,裂片和小裂片矩圆形或长椭圆形,两面被短毛。气香特异,味微苦	清虚热,除骨蒸,解暑热,截疟,退黄
茵陈	菊科	地上部分	绵茵陈	多卷曲成团状,灰白色或灰绿色,全体密被白色茸毛,绵软如绒。气清香,味微苦	清利湿热,利胆退黄
			花茵陈	茎呈圆柱形段状;表面淡紫色或紫色,有纵条纹,被短柔毛;体轻,质脆,断面类白色。气芳香,味微苦	

续表

品名	科属	入药部位	炮制品种	鉴别特征	功能
薄荷	唇形科	地上部分	薄荷	为不规则的段。茎方柱形,表面紫棕色或淡绿色,棱角处具茸毛。质脆,切面白色,中空。叶片多破碎,上表面深绿色,下表面灰绿色,稀被茸毛。轮伞花序腋生,花萼钟状,先端5齿裂。揉搓后有特殊清凉香气,味辛凉	疏散风热,清利头目,利咽,透疹,疏肝行气
马齿苋	马齿苋科	地上部分	马齿苋	呈不规则段。茎圆柱形,表面黄褐色。叶多破碎,完整者展平后倒卵形,先端钝平或微缺。蒴果圆锥形,内含多数细小种子。气微,味微酸	清热解毒,凉血止血,止痢
鱼腥草	三白草科	新鲜全草或干燥地上部分	鱼腥草	呈不规则段。茎呈扁圆柱形,表面淡红棕色至黄棕色,具纵棱。叶多破碎,黄棕色至暗棕色。穗状花序黄棕色。搓碎有鱼腥气,味微涩	清热解毒,消痈排脓,利尿通淋
小蓟	菊科	地上部分	小蓟段	为不规则的段。茎呈圆柱形,表面灰绿色或带紫色,具纵棱及白色柔毛。质脆,易折断,断面中空。叶片多褶皱或破碎,叶齿尖具针刺,具白色柔毛。头状花序。气微,味苦	凉血止血,散瘀解毒消痈
			小蓟炭	形如小蓟段。表面黑褐色,内部焦黑色	增强止血作用
广藿香	唇形科	地上部分	广藿香	呈不规则的段。茎略呈方柱形,表面灰褐色、灰黄色或带红棕色,被柔毛。切面有白色髓。叶破碎或褶皱,完整者展开呈卵形或椭圆形,两面均被灰白色绒毛,基部楔形或钝圆,边缘具大小不规则的钝齿。气香特异,味微苦	芳香化浊,和中止呕,发表解暑
地锦草	大戟科	全草	地锦草	常皱缩卷曲。呈段状,根细小。茎细,呈叉状分枝,表面黄绿色或紫红色,光滑无毛或疏生白色细柔毛;质脆,易折断,断面黄白色,中空。单叶对生,具淡红色短柄或几无柄;叶片多皱缩或已脱落,展平后呈长椭圆形;绿色或带紫红色,先端钝圆,基部偏斜,边缘具小锯齿或呈微波状。杯状聚伞花序腋生,细小。蒴果三棱状球形,表面光滑。种子细小,卵形,褐色。气微,味微涩	清热解毒,凉血止血,利湿退黄
金沸草	菊科	地上部分	金沸草	呈不规则的段。茎圆柱形,表面绿褐色或棕褐色,疏被短柔毛,有多数纵纹。切面黄白色,髓部中空。叶多破碎,完整者先端尖,基部抱茎,全缘。头状花序,冠毛白色。气微,味苦	降气,消痰,行水
积雪草	伞形科	全草	积雪草	呈不规则的段。根圆柱形,表面浅黄色或灰黄色。茎细,黄棕色,有细纵皱纹,可见节,节上常着生须状根。叶片多皱缩、破碎,完整者展平后近圆形或肾形,灰绿色,边缘有粗钝齿;伞形花序短小。双悬果扁圆形,有明显隆起的纵棱及细网纹。气微,味淡	清热利湿,解毒消肿
马鞭草	马鞭草科	地上部分	马鞭草	呈不规则的段。茎方柱形,四面有纵沟,表面绿褐色,粗糙。切面有髓或中空。叶多破碎,绿褐色,完整者展平后叶片3深裂,边缘有锯齿。穗状花序,有小花多数。气微,味苦	活血散瘀,解毒,利水,退黄,截疟

（七）动物类

动物类中药饮片的识别要点见表4-7。

表 4-7 动物类中药饮片的识别要点

品名	科属	入药部位	炮制品种	鉴别特征	功能
斑蝥	芫青科	干燥体	南方大斑蝥	呈长圆形,头及口器向下垂,有较大的复眼及触角各1对,触角多已脱落。背部具革质鞘翅1对,黑色,有3条黄色或棕黄色的横纹;鞘翅下面有棕褐色薄膜状透明的内翅2片。胸腹部乌黑色,胸部有足3对。有特殊的臭气	破血逐瘀,散结消癥,攻毒蚀疮
			黄黑小斑蝥	体型较小	
地龙	钜蚓科	干燥体	广地龙	呈长条状薄片,边缘略卷,全体具环节,背部棕褐色至灰紫色,腹部浅黄棕色,略呈革质,不易折断。气腥,味微咸	清热定惊,通络,平喘,利尿
牡蛎	牡蛎科	贝壳	牡蛎	呈不规则的碎块。白色,质脆,断面层状。气微,味微咸	重镇安神,潜阳补阴,软坚散结
			煅牡蛎	呈不规则的碎块或粗粉。灰白色,质酥脆,断面层状	收敛固涩,制酸止痛
水蛭	水蛭科	干燥全体	水蛭	呈扁平纺锤形,有多数环节。背部黑褐色,稍隆起,用水浸后,可见黑色斑点排成5条纵线;腹面平坦,棕黄色;两侧棕黄色。前端略尖,后端钝圆。两端各有一个吸盘,后吸盘较大。断面胶质状。气微腥	破血通经,逐瘀消癥
			烫水蛭	形如生品。略鼓起,附有少量白色滑石粉。气微腥	
鸡内金	雉科	沙囊内壁	生鸡内金	呈不规则卷片。表面黄色、黄绿色或黄褐色,薄而半透明,具明显的条状皱纹。质脆,易碎,断面角质样,有光泽。气微腥,味微苦	健胃消食,涩精止遗,通淋化石
			炒鸡内金	形如鸡内金。表面暗黄褐色至焦黄色,有的部分膨胀,略具焦斑。质松脆,易碎	健胃功能增强
			烫鸡内金	表面灰黄色,鼓起。体轻,易碎	疏肝健脾
			醋鸡内金	形如鸡内金。表面色加深,微鼓起,略具焦斑。质松脆,易碎,有醋味	
桑螵蛸	螳螂科	卵鞘（蒸制）	团螵蛸	略呈圆柱形或半圆形,由多层膜状薄片叠成。表面浅黄褐色,上面带状隆起不明显,底面平坦或有凹沟。体轻,质松而韧,横断面可见外层为海绵状,内层为许多放射状排列的小室,室内各有一细小椭圆形卵,深棕色,有光泽。质硬而脆。气微腥,味淡或微咸	固精缩尿,补肾助阳
			长螵蛸	略呈长条形,一端较细。表面灰黄色,上面带状隆起明显,带的两侧各有一条暗棕色浅沟和斜向纹理。质硬而脆	
			黑螵蛸	略呈平行四边形。表面灰褐色,上面带状隆起明显,两侧有斜向纹理,近尾端微向上翘。质硬而韧	
龟甲	龟科	背、腹甲	龟甲	呈不规则块状。背甲盾片略呈拱状隆起,腹甲盾片呈平板状,大小不一。表面黄色或棕褐色,有的可见深棕褐色斑点,有不规则纹理。内表面边缘呈锯齿状。质坚硬。气微腥,味微咸	滋阴潜阳,益肾强骨,养血补心,固经止崩
			醋龟甲	形如龟甲块。颜色加深,质松脆,有的有蜂窝状小孔。微有醋香气	益肾强骨,滋阴止血
全蝎	钳蝎科	干燥体	全蝎	头胸部与前腹部呈扁平长椭圆形,后腹部呈尾状,皱缩弯曲,完整者体长约6cm。头胸部呈绿褐色,前面有1对短小的螯肢及1对较长大的钳状脚须,形似蟹螯,背面覆有梯形背甲,腹面有足4对,均为7节,末端各具2爪钩;前腹部由7节组成,第7节色深,背甲上有5条隆脊线。背面绿褐色,后腹部棕黄色,6节,节上均有纵沟,末节有锐钩状毒刺,毒刺下方无距。气微腥,味咸	息风镇痉,攻毒散结,通络止痛

品名	科属	入药部位	炮制品种	鉴别特征	功能
土鳖虫	鳖蠊科	雌虫干燥体	地鳖	呈扁平卵形。前端较窄，后端较宽，背部紫褐色，具光泽，无翅。前胸背板较发达，盖住头部；腹背板9节，呈覆瓦状排列。腹面红棕色，头部较小，有丝状触角1对，常脱落，胸部有足3对，具细毛和刺。腹部有横环节。质松脆，易碎。气腥臭，味微咸	破血逐瘀，续筋接骨
			冀地鳖	背部黑棕色，通常在边缘带有淡黄褐色斑块及黑色小点	
牛黄	牛科	胆结石（在胆囊中产生习称"胆黄"或"蛋黄"；在胆管中产生习称"管黄"；在肝管中产生习称"肝黄"）	牛黄	本品多呈呈卵形、类球形、四方形或三角形，大小不一。表面黄红色至棕黄色，有的表面挂有一层黑色光亮的薄膜，习称"乌金衣"；有的粗糙，有的具龟裂纹。体轻，质酥脆，易层状剥落，断面金黄色，可见细密的同心层纹，有的夹有白心。气清香，味苦而后甘，有清凉感。取本品少量，加清水调和，涂于指甲上，能将指甲染成黄色，习称"挂甲"	清心，豁痰，开窍，凉肝，息风，解毒
珍珠	珍珠贝科	受刺激形成的珍珠	珍珠	呈类球形、长圆形、卵圆形或棒形，直径1.5~8mm。表面类白色、浅粉红色、浅黄绿色或浅蓝色，半透明，光滑或微有凹凸，具特有的彩色光泽。质坚硬，破碎面显层纹。气微，味淡	安神定惊，明目消翳，解毒生肌，润肤祛斑
			珍珠粉	取净珍珠，碾细，照水飞法制成最细粉	
石决明	鲍科	贝壳	石决明	呈不规则的碎块。灰白色，有珍珠样彩色光泽。质坚硬。气微，味微咸	平肝潜阳，清肝明目
			煅石决明	呈不规则的碎块或粗粉。灰白色，无光泽。质酥脆。断面呈层状	
金钱白花蛇	眼镜蛇科	幼蛇干燥体	金钱白花蛇	呈圆盘状。头盘在中间，尾细，常纳口内。背部黑色或灰黑色，有白色环纹45~58个，黑白相间，白环纹在背部宽1~2行鳞片，向腹面渐增宽，黑环纹宽3~5行鳞片，背正中明显突起一条脊棱，脊鳞扩大呈六角形，背鳞细密，通身15行，尾下鳞单行。气微腥，味微咸	祛风，通络，止痉
海马	海龙科	干燥体	线纹海马	呈扁长形而弯曲。表面黄白色。头略似马头，有冠状突起，具管状长吻，口小，无牙，两眼深陷。躯干部七棱形，尾部四棱形，渐细卷曲，体上有瓦楞形的节纹并具短棘。体轻，骨质，坚硬。气微腥，味微咸	温肾壮阳，散结消肿
海龙	海龙科	干燥体	刁海龙	体狭长侧扁。表面黄白色或灰褐色。头部具管状长吻，口小，无牙，两眼圆而深陷，头部与体轴略呈钝角。躯干部宽3cm，五棱形，尾部前方六棱形，后方渐细，四棱形，尾端卷曲。背棱两侧各有1列灰黑色斑点状色带。全体被以具花纹的骨环和细横纹，各骨环内有突起粒状棘。胸鳍短宽，背鳍较长，有的不明显，无尾鳍。骨质，坚硬。气微腥，味微咸	温肾壮阳，散结消肿
乌梢蛇	游蛇科	干燥体	生乌梢蛇	呈圆盘状。表面黑褐色或绿黑色，密被菱形鳞片；背鳞行数成双，背中央2~4行鳞片强烈起棱，形成两条纵贯全体的黑线。头盘在中间，扁圆形，眼大而下凹陷，有光泽。脊部高耸成屋脊状。腹部剖开边缘向内卷曲，脊肌肉厚，黄白色或淡棕色，可见排列整齐的肋骨。尾部渐细而长，尾下鳞双行。剥皮者仅留头尾之皮鳞，中段较光滑。气腥，味淡	祛风，通络，止痉
			乌梢蛇肉	不规则的片或段，长2~4cm，淡黄色至黄褐色。质脆。气腥，略有酒气	
			酒乌梢蛇	形如乌梢蛇段。表面棕褐色至黑色，略有酒气	

品名	科属	入药部位	炮制品种	鉴别特征	功能
鹿茸	鹿科	雄鹿未骨化密生茸毛的幼角	花鹿茸	呈圆柱状分枝，具一个分枝者习称"二杠"，主枝习称"大挺"，侧枝习称"门庄"。外皮红棕色或棕色，多光润，表面密生红黄色或棕黄色细茸毛，上端较密，下部较疏；分岔间具1条灰黑色筋脉，皮毛紧贴。锯口黄白色，外围无骨质，中部密布细孔。具二个分枝者，习称"三岔"，大挺直径较二杠细，略呈弓形，微扁，枝端略尖，下部多有纵棱筋及突起疙瘩；皮红黄色，茸毛较稀而粗。体轻，气微腥，味微咸	壮肾阳，益精血，强筋骨，调冲任，托疮毒
			马鹿茸	较花鹿茸粗大，分枝较多，侧枝一个者习称"单门"，二个者习称"莲花"，三个者习称"三岔"，四个者习称"四岔"或更多。按产地分为"东马鹿茸"和"西马鹿茸"。东马鹿茸"单门"大挺外皮灰黑色，茸毛灰褐色或灰黄色，锯口面外皮较厚，灰黑色，中部密布细孔，质嫩；"莲花"大挺下部有棱筋，锯口面蜂窝状小孔稍大；"三岔"皮色深，质较老；"四岔"茸毛粗而稀，大挺下部具棱筋及疙瘩，分枝顶端多无毛，习称"捻头"。西马鹿茸，大挺多圆，顶端圆扁不一。表面有棱，多抽缩干瘪，分枝较长且弯曲，茸毛粗长，灰色或黑灰色。锯口色较深，常见骨质。气腥臭，味咸	
羚羊角	牛科	角	羚羊角	呈长圆锥形，略呈弓形弯曲。类白色或黄白色，基部稍呈青灰色。嫩枝对光透视有"血丝"或紫黑色斑纹，光润如玉，无裂纹，老枝则有细纵裂纹。除尖端部分外，有10～16个隆起环脊，间距约2cm，用手握之，四指正好嵌入凹处。角的基部横截面圆形，内有坚硬质重的角柱，习称"骨塞"，骨塞长约占全角的1/3或1/2，表面有突起的纵棱与其外面角鞘内的凹沟紧密嵌合，从横断面观，其结合部呈锯齿状。除去"骨塞"后，角的下半段成空洞，全角呈半透明，对光透视，上半段中央有一条隐约可辨的细孔道直通角尖，习称"通天眼"。质坚硬。气微，味淡	平肝息风，清肝明目，散血解毒
			羚羊角片	呈长条状薄片，略卷曲。白色，角质样，半透明，质坚韧。气微，味淡	
			羚羊角粉	为白色粉末。气微，味淡	

（八）矿物类

矿物类中药饮片的识别要点见表4-8。

表4-8　矿物类中药饮片的识别要点

品名	药物基源	炮制品种	鉴别特征	功能
紫石英	氟化物类，萤石族萤石，主含氟化钙（CaF_2）	紫石英	呈不规则碎块。紫色或绿色，条痕白色，半透明至透明，有玻璃样光泽。气微，味淡	温肾暖宫，镇心安神，温肺平喘
		煅紫石英	为不规则碎块或粉末。表面黄白色、棕色或紫色，质酥脆。无光泽，有醋香气	
雄黄	硫化物类，雄黄族雄黄，主含二硫化二砷（As_2S_2）	雄黄粉	橙黄色或橙红色为极细粉末，易粘手，气特异	解毒杀虫，燥湿祛痰，截疟
石膏	硫酸盐类，石膏族石膏，主含含水硫酸钙（$CaSO_4 \cdot 2H_2O$）	石膏	呈长块状、板块状或不规则块状。白色、灰白色或淡黄色，纵断面具绢丝样光泽。气微，味淡	清热泻火，除烦止渴
		煅石膏	为白色的粉末或酥松块状物。不透明。体较轻，质软，易碎，捏之成粉。气微，味淡	收湿，生肌，敛疮止血

品名	药物基源	炮制品种	鉴别特征	功能
芒硝	硫酸盐类,芒硝族芒硝经加工精制而成的结晶体,主含含水硫酸钠($Na_2SO_4 \cdot 10H_2O$)	芒硝	为棱柱状、长方形或不规则块状或粒状。无色透明或类白色半透明。质脆,易碎,断面呈玻璃样光泽。气微,味咸	泻下通便,润燥软坚,清火消肿
玄明粉	芒硝风化而得	玄明粉	为白色粉末。气微,味咸。有引湿性	同芒硝
滑石	硅酸盐类,滑石族滑石,主含含水硅酸镁$[Mg_3(Si_4O_{10})(OH)_2]$	滑石块	本品多为块状集合体,呈不规则的块状。白色、黄白色或淡蓝灰色,有蜡样光泽。质软,细腻,手摸有滑润感,无吸湿性,置水中不崩散。气微,味淡	利尿通淋,清热解暑。外用祛湿敛疮
		滑石粉	为白色或类白色、微细、无砂性粉末,手摸有滑腻感。气微,味淡。在水、稀盐酸或稀氢氧化钠溶液中均不溶解	
自然铜	硫化物类,黄铁矿族黄铁矿,主含二硫化铁(FeS_2)	生自然铜	本品晶形多为立方体,集合体呈致密块状。表面亮淡黄色,有金属光泽,有的黄棕色或棕褐色,无金属光泽。具条纹,条痕绿黑色或棕红色。体重,质坚硬或稍脆,易砸碎。断面黄白色,有金属光泽;或断面棕褐色,可见银白色亮星	散瘀止痛,续筋接骨
		煅自然铜	呈小立方体或不规则的碎粒或粉末状。表面棕褐色至黑褐色或灰黑色,质酥脆。略具醋香气	散瘀止痛功能增强
磁石	氧化物类,尖晶石族磁铁矿,主含四氧化三铁(Fe_3O_4)	生磁石	呈不规则的碎块。灰黑色或褐色,条痕黑色,具金属光泽。质坚硬。具磁性。有土腥气,味淡	平肝潜阳,聪耳明目,镇惊安神,纳气平喘
		煅磁石	本品为不规则的碎块或颗粒,表面黑色。质硬而酥,有醋香气,无磁性	聪耳明目,补肾纳气
赭石	氧化物类,刚玉族赤铁矿(主含三氧化二铁)(Fe_2O_3)	生赭石	多呈不规则的扁平块状。暗棕红色或灰黑色,条痕樱红色或红棕色,有的有金属光泽。一面多有圆形的突起,习称"钉头",另一面与突起相对应处有同样大小的凹窝。体重,质硬,砸碎后断面显层叠状。气微,味淡	平肝潜阳,重镇降逆,凉血止血
		煅赭石	取净赭石,砸成碎块,照煅淬法,煅至红透,醋淬碾成粗粉	收敛止血功能增强
朱砂	硫化物类,辰砂族辰砂矿石(主含硫化汞(HgS)	朱砂粉	朱红色极细粉末,有闪烁光泽,体轻,以手指捻之无粒状物,以磁铁吸之,无铁末。气微,味淡	清心镇惊,安神,明目,解毒
白矾	硫酸盐类,明矾石经加工提炼制成,主含含水硫酸铝钾$[KAl(SO_4)_2 \cdot 12H_2O]$	白矾	呈不规则块状或粒状。无色或淡黄白色,透明或半透明。表面略平滑或凹凸不平,具细密纵棱,有玻璃样光泽。质硬而脆。气微,味酸、微甘而极涩	外用解毒杀虫,燥湿止痒。内服止血止泻,祛除风痰
		枯矾	呈不规则的块状、颗粒或粉末,无玻璃样光泽,体轻,质疏松而脆,手捻易碎,有颗粒感。气微,味微甘而极涩	收湿敛疮,止血化腐

（九）其他类

其他类中药饮片的识别要点见表 4-9。

表 4-9　矿物类中药饮片的识别要点

品名	科属	入药部位	炮制品种	鉴别特征	功能
儿茶	豆科	煎膏	儿茶	呈方形或不规则块状,大小不一。表面棕褐色或黑褐色,光滑而稍有光泽。质硬,易碎,断面不整齐,具光泽,有细孔,遇潮有黏性。气微,味涩、苦,略回甜	活血止痛,止血生肌,收湿敛疮,清肺化痰

品名	科属	入药部位	炮制品种	鉴别特征	功能
冬虫夏草	麦角菌科	子座及幼虫的尸体的复合体	冬虫夏草	本品由虫体与虫头部长出的真菌子座相连而成。虫体似蚕，长3～5cm，直径0.3～0.8cm；表面深黄色至黄棕色，有环纹20～30个，近头部的环纹较细；头部红棕色；足8对，中部4对较明显；质脆，易折断，断面略平坦，淡黄白色。子座细长圆柱形，长4～7cm，直径约0.3cm；表面深棕色至棕褐色，有细纵皱纹，上部稍膨大。质柔韧，断面类白色。气微腥，味微苦	补肾益肺，止血化痰
茯苓	多孔菌科	菌核	茯苓个	呈类球形、椭圆形、扁圆形或不规则团块，大小不一。外皮薄而粗糙，棕褐色至黑褐色，有明显的皱缩纹理。体重，质坚实，断面颗粒性，有的具裂隙，外层淡棕色，内部白色，少数淡红色，有的中间抱有松根。气微，味淡，嚼之黏牙	利水消肿，渗湿，健脾，宁心
			茯苓皮	呈不规则块片，大小不一。外表面棕褐色至黑褐色，有疣状突起，内面淡棕色并常带有白色或淡红色的皮下部分。质较松软，略具弹性。气微，味淡，嚼之黏牙	
			茯苓块	为去皮后切制的茯苓，呈立方块状或方块状厚片，大小不一。白色、淡红色或淡棕色	
猪苓	多孔菌科	菌核	猪苓	呈类圆形或不规则的厚片。外表皮黑色或棕黑色，皱缩。切面类白色或黄白色，略呈颗粒状。气微，味淡	利水渗湿
灵芝	多孔菌科	子实体	赤芝	外形呈伞状。菌盖肾形、半圆形或近圆形。皮壳坚硬，黄褐色至红褐色，有光泽，具环状棱纹和辐射状皱纹，边缘薄而平截，常稍内卷。菌肉白色至淡棕色。菌柄圆柱形，侧生，红褐色至紫褐色，光亮。孢子细小，黄褐色。气微香，味苦涩	补气安神，止咳平喘
			紫芝	皮壳紫黑色，有漆样光泽。菌肉锈褐色	
雷丸	白蘑科	菌核	雷丸	呈类球形或不规则团块。表面黑褐色或灰褐色，有略隆起的网状细纹。质坚实，不易破裂，断面不平坦，白色或浅灰黄色，常有黄棕色大理石样纹理。气微，味微苦，嚼之有颗粒感，微带黏性，久嚼无渣	杀虫消积
昆布	海带科	叶状体	海带	表面黑褐色或绿褐色，表面附有白霜。气腥，味咸	消痰软坚散结，利水消肿
青黛	爵床科	叶或茎叶经加工制得的干燥粉末、团块或颗粒	青黛	为深蓝色的粉末。体轻，易飞扬；或呈不规则多孔性的团块、颗粒，用手搓捻即成细末。微有草腥气，味淡	清热解毒，凉血消斑，泻火定惊
血竭	棕榈科	树脂经加工制成	血竭	略呈类圆四方形或方砖形，表面暗红，有光泽，附有因摩擦而成的红粉。质硬而脆，破碎面红色，研粉为砖红色。气微，味淡。在水中不溶，在热水中软化。火试：置白纸上，用火隔纸烘烤即熔化，但无扩散的油迹，对光照视呈鲜艳的红色。以火燃烧则产生呛鼻的烟气	活血定痛，化瘀止血，生肌敛疮
乳香	橄榄科	树皮渗出的树脂	生乳香	呈长卵形滴乳状、类圆形颗粒或粘合成大小不等的不规则块状物，大者长达2cm(乳香珠)或5cm(原乳香)。表面黄白色，半透明，被有黄白色粉末，久存则颜色加深。质脆，遇热软化。破碎面有玻璃样或蜡样光泽。具特异香气，味微苦	活血定痛，消肿生肌
			醋乳香	形似乳香。表面黄棕色，油亮，微有醋香气	
没药	橄榄科	树脂	生没药	呈不规则颗粒性团块，大小不等，大者直径长达6cm以上。表面黄棕色或红棕色，近半透明部分呈棕黑色，被有黄色粉尘。质坚脆，破碎面不整齐，无光泽。有特异香气，味苦而微辛	散瘀定痛，消肿生肌
			醋没药	呈不规则小块状或类圆形颗粒状，表面棕褐色或黑褐色，有光泽。具特异香气，略有醋香气，味苦而微辛	

续表

品名	科属	入药部位	炮制品种	鉴别特征	功能
安息香	安息香科	树脂	安息香	呈不规则的小块,稍扁平,常黏结成团块。表面橙黄色,具蜡样光泽(自然出脂);或为不规则的圆柱状、扁平块状。表面灰白色至淡黄白色(人工割脂)。质脆,易碎,断面平坦,白色,放置后逐渐变为淡黄棕色至红棕色。加热则软化熔融。气芳香,味微辛,嚼之有沙粒感	开窍醒神,行气活血,止痛
苏合香	金缕梅科	树干渗出的香树脂经加工精制而成	苏合香	呈半流动性的浓稠液体。棕黄色或暗棕色,半透明	开窍,辟秽,止痛

二、中药饮片检验知识

(一)药屑杂质

1. 杂质的来源

无机杂质,如沙石、泥块、尘土等;来源与规定相同但其性状或部位与规定不符的物质;来源与规定不同的物质。

2. 杂质的挑拣、过筛

将供试品饮片摊开,用肉眼或放大镜(5~10倍)观察,拣出杂质。分次置药筛内,一般过2号筛,草类、细小种子类过3号筛,往返筛动2min,将杂质及通过药筛的尘土、药屑等合并。

3. 计算公式

公式:杂质%=(药屑+杂质)的重量/供试品饮片重量×100%

4. 判定依据

饮片含药屑杂质标准见表4-10。

表4-10 饮片含药屑杂质标准

饮片类别	含药屑杂质的量
蜜炙、油炙	≤0.5%
炒黄、米炒、酒炙、醋炙、盐炙、姜汁炙、米泔水炙、发酵	≤1%
根、根茎、藤木、叶、花、皮、矿物、菌藻、动物	≤2%
炒焦、麸炒、煮制、煅制	≤2%
果实、种子、全草、树脂	≤3%
炒炭、土炒、烫炙、煨制	≤3%

(二)饮片规格检查

(1)用肉眼检查饮片的均匀度。

(2)用直尺或卡尺量其厚度、宽度、长度。饮片类型及规格见表4-11。

表 4-11 饮片类型及规格

类型	规格	适用药材	举例
极薄片	厚 0.5mm 以下	木质类,动物骨、角质类药材	羚羊角、鹿角等
薄片	厚 1~2mm	质地致密坚实,切薄片不易破碎的药材	白芍、乌药、槟榔、当归等
厚片	厚 2~4mm	质地松泡,黏性大,切薄片易破碎的药材	茯苓、山药、天花粉、沙参等
斜片	厚 2~4mm	长条形而纤维性强的药材。斜度小的称瓜子片;斜度稍大而体粗者称马蹄片;斜度大而较细者称柳叶片	桂枝、桑枝(瓜子片)、大黄(马蹄片)、甘草、黄芪(柳叶片)等
直片(顺片)	厚 2~4mm	形状肥大,组织致密,色泽鲜艳和鉴别特征突出的药物	大黄、天花粉、白术、附子、何首乌等
丝	细丝宽 2~3mm	皮类、果皮类	黄柏、厚朴、陈皮等
	宽丝宽 5~10mm	叶类、较薄的果皮类	荷叶、枇杷叶等
段(咀、节)	长 10~15mm	全草类和形态细长,有效成分易于煎出的药材。长段称节,短段称咀	薄荷、荆芥、香薷、青蒿、佩兰等

（三）炮制饮片中不合格饮片的含量判定

（1）异形片包括连刀片、掉边片、炸心片、翘片、败片，应不超过规定标准的 10%。

（2）炮制饮片中不合格饮片的含量规定见表 4-12。

表 4-12 不合格饮片的含量规定

类型	不合格饮片含量规定	类型	不合格饮片含量规定
麸炒	生片、糊片不得超过 2%	炒黄	生片、糊片不得超过 2%
土炒	生片、糊片不得超过 2%	炒焦	生片、炭化片不得超过 3%
米炒	生片、糊片不得超过 2%	炒炭	生片、完全炭化不得超过 5%
蜜炙	生片、糊片不得超过 2%	烫	僵片、生片、糊片不得超过 2%
酒炙	生片、糊片不得超过 2%	蒸	未蒸透的不得超过 3%;未煮透的不得超过 2%
醋炙	生片、糊片不得超过 2%	煨	未煨透的、糊片不得超过 5%
盐炙	生片、糊片不得超过 2%	煅	未煅透的及灰化的不得超过 3%
油炙	生片、糊片不得超过 2%	发芽	发芽率大于 85%,芽超长的小于 20%
姜汁炙	生片、糊片不得超过 2%		

（四）饮片含水量检查

一般饮片的含水量应控制在 7%~13%,藻菌类饮片含水量控制在 5%~10%,醋淬类饮片含水量控制在 10% 以下,蜜炙类饮片含水量控制在 15% 以下。特殊饮片的含水量另有规定。

（五）其他检查

（1）饮片的灰分检查　饮片的灰分是指饮片经高温（500~600℃）烧灼产生的灰分,其包括总灰分和酸不溶性灰分。

（2）饮片的浸出物检查。

（3）饮片中有害成分的限量检查　主要对重金属、农残等的检查。

（4）饮片的卫生学检查　对饮片中可能含有的致病菌、大肠埃希菌、细菌总数、霉菌总数及活螨等作必要的检测。

【试题演练】

一、判断题（判断下列各题观点的正误，正确的打√，错误的打×）

1. 松花粉呈深黄色粉末，体轻，易飞扬，放水中则漂浮于水面。（　）

2. 茯苓呈长圆形或不规则片状，边缘不整齐，切面类白色或淡红棕色，粉性，可见点状维管束及多数小亮星。（　）

3. 蒲公英叶多皱缩破碎，绿褐色或暗灰色，头状花序，有的可见多数具白色冠毛的长椭圆形瘦果。（　）

4. 当归断面皮部灰白色，有多数散在的棕色油室，木部灰黄色至黄棕色，形成层环棕色；有特异香气，味苦辛，微麻舌。（　）

5. 独活切面黄白色或淡黄棕色，平坦，有裂隙，中间有一浅棕色环，并有多数棕色油点，质柔韧，有浓郁的特异香气，味甘、辛、微苦。（　）

6. 姜半夏呈类球状或薄片、颗粒状，有的稍偏斜或破碎，表面灰黄色，偶见裂隙。（　）

7. 栀子表面红黄色或棕黄色，顶端有残存萼片，表面有6条翅状纵棱，内有种子多数，扁卵圆形，集结成团，深红色或红黄色，表面密具细小疣状突起。（　）

8. 旋覆花有舌状花2列，多卷曲，常脱落，先端3齿裂；管状花多数，棕黄色，先端5齿裂；子房顶端有多数白色冠毛，有的可见椭圆形小瘦果。（　）

9. 南沙参断面黄白色或类黄白色，有多数不规则的裂隙，质轻，体松泡，无臭，味微甘。（　）

10. 合欢皮以皮细嫩、珍珠疙瘩（皮孔）明显者为佳。（　）

11. 小茴香以颗粒均匀、饱满、黄绿色、香气浓者为佳。（　）

12. 荆芥以茎细、色淡黄绿、穗多而密、香气浓者为佳。（　）

13. 石菖蒲以坚实、断面类白色、香气浓者为佳。（　）

14. 降香以色鲜红、质硬、富油性、气香者为佳。（　）

15. 沉香断面类白色，以质重、色棕黑油润、燃之有油渗出、香气浓烈、味苦者为佳。（　）

16. 川楝子以饱满、外皮金黄色、果肉黄白色者为佳。（　）

17. 乌梅肉以肉厚、乌黑、完整、柔韧、味极酸者为佳。（　）

18. 砂仁以个大、饱满、色棕褐、气味浓者为佳。（　）

19. 厚朴以皮薄、紫棕色、油性足、切面有小亮星、香气浓者为佳。（　）

20. 香薷茎表面灰绿色或带紫色，有纵沟纹及稀疏茸毛，节膨大，切面黄白色，有的中空。气清香而浓，味微辛而凉。（　）

21. 异形片包括连刀片、掉边片、炸心片、翘片、败片等，应不超过规定标准的10％。（　）

22. 种子类中药饮片药屑杂质含量标准是3％。（　）

23. 土茯苓的切面特征是类白色或淡红棕色，粉性，可见点状维管束及多数小亮星。（　）

24. 太子参气微，味微甘。（　）

25. 党参气特异，味微甘。（　）

26. 绵茵陈多卷曲成团，全体密披白色茸毛，绵软如绒。（　）

27. 决明子形状是菱方形或短圆柱形,两端平行倾斜。(　　)

28. 冬虫夏草气微腥,味微苦。(　　)

29. 洋金花来源于瑞香科。(　　)

30. 牛黄以完整、色棕黄、质柔韧、仁细腻、香气浓郁、清凉感强者为佳。(　　)

31. 金钱白花蛇有白色环纹 27~67 个。(　　)

32. 马钱子无臭,味极苦。(　　)

33. 半夏呈类圆球形,直径约 1cm。栓皮薄,不易脱落,表面灰褐色。(　　)

34. 河套大黄断面应具有的特征是淡棕色,有棕色形成层环纹及黄褐色星点。(　　)

35. 三七的伪品或易混品之一莪术呈卵圆形、圆锥形或长纺锤形,表面显黄褐色,顶端无茎痕,全体有雕刻而成的皱纹及瘤状突起。(　　)

二、单项选择题 (下列各题备选项中,只有一个正确答案)

1. 下列中药饮片中,呈类圆形厚片,切面白色或淡黄色,有呈放射状排列的黄色筋脉点的是 (　　)。

　　A. 粉葛根　　　　　B. 天花粉　　　　　C. 白芷　　　　　D. 白芍

2. 下列中药饮片中,常呈类圆形片状,色洁白,质坚脆,粉性的表面偶见棕黄色维管束条纹,周边显浅黄色,断面色洁白,粉性的是 (　　)。

　　A. 山药　　　　　B. 防己　　　　　C. 白芷　　　　　D. 白芍

3. 下列中药饮片中,断面略呈角质样,中心黄白色,外周散有 2~4 轮筋脉点,气微,味微甜而稍涩的是 (　　)。

　　A. 牛膝　　　　　B. 川牛膝　　　　　C. 太子参　　　　　D. 黄芪

4. 下列中药饮片中,呈不规则薄片,灰黄色或棕黄色,切面散有浅黄色或棕黄色小点,排列成数轮同心环,气微,味甜的是 (　　)。

　　A. 牛膝　　　　　B. 川牛膝　　　　　C. 党参　　　　　D. 石菖蒲

5. 下列中药饮片中,切面皮部浅棕色,木部淡黄色,周边棕色或棕褐色,质坚硬,有豆腥气,味极苦的是 (　　)。

　　A. 北豆根　　　　　B. 赤芍　　　　　C. 柴胡　　　　　D. 山豆根

6. 下列中药饮片中,切面黄白色或淡黄色,木部呈放射状排列,中心有髓,白色,气微,味苦的是 (　　)。

　　A. 北豆根　　　　　B. 乌药　　　　　C. 香附　　　　　D. 山豆根

7. 饮片周边红棕色或红褐色,断面浅黄棕色或浅红棕色,有云锦花纹的是 (　　)。

　　A. 大黄　　　　　B. 苍术　　　　　C. 何首乌　　　　　D. 商陆

8. 饮片切面有放射状裂隙,皮部有棕黄色朱砂点,木部黄白色,髓部黄色至黄棕色,体松质脆,气香,味微苦而辛的是 (　　)。

　　A. 独活　　　　　B. 羌活　　　　　C. 当归　　　　　D. 白术

9. 表面灰棕色,粗糙,外皮常呈鳞片状剥落,剥落处显暗红棕色;皮部红棕色,有数处向木部嵌入,木部黄白色,有多数细孔状导管的是 (　　)。

　　A. 大血藤　　　　　B. 鸡血藤　　　　　C. 通草　　　　　D. 紫草

10. 下列中药饮片中,有红棕色或黑棕色的树脂状分泌物与木部相间排列,髓部明显偏向一侧的是 (　　)。

    A. 大血藤   B. 鸡血藤   C. 通草   D. 川木通

11. 下列中药饮片中，切面边缘不整齐，木部浅黄棕色或浅黄色，有黄白色放射状纹理及裂隙，其间布满导管孔，髓部较小，无臭，味淡的是（　　）。

    A. 大血藤   B. 鸡血藤   C. 首乌藤   D. 川木通

12. 下列中药饮片中，表面白色或淡黄色，有浅纵沟纹，切面平坦，显银白色光泽，中部有直径 0.3～1.5cm 的空心或半透明的薄膜的是（　　）。

    A. 通草   B. 灯心草   C. 小通草   D. 川木通

13. 下列中药饮片中，单生或 2～3 朵基部连生，外披多数鱼鳞状苞片，苞片外表面紫红色或淡红色，内表面密披白色絮状茸毛的是（　　）。

    A. 槐花   B. 玫瑰花   C. 款冬花   D. 旋覆花

14. 下列中药中，呈棒状，略扁，淡棕色至棕红色，由数轮至 10 数轮宿萼与苞片组成，每苞片内有花 3 朵，花冠多已脱落，宿萼二唇形，内有小坚果 4 枚，气微，味淡的是（　　）。

    A. 槐花   B. 金银花   C. 夏枯草   D. 旋覆花

15. 下列叶类药材中，常呈不规则碎片，两面紫色或上表面绿色，下表面有多数凹点状腺鳞；带嫩枝入药者枝表面紫绿色，中部有髓，气清香，味微辛的是（　　）。

    A. 紫苏叶   B. 侧柏叶   C. 枇杷叶   D. 桑叶

16. 下列中药饮片中，呈月牙形或不规则薄片，切面红棕色，周边紫红或红棕色，气微香，味酸是（　　）。

    A. 栀子   B. 木瓜   C. 枳实   D. 覆盆子

17. 下列中药饮片中，呈扁心形，一端尖，一端钝圆，长 1～1.9cm，宽 0.8～1.5cm，厚 0.5～0.8cm，无臭味苦的是（　　）。

    A. 桃仁   B. 郁李仁   C. 苦杏仁   D. 火麻仁

18. 下列中药饮片中，呈不规则薄片，切面黄白色，外皮绿褐色或棕褐色，气清香，味苦、微酸的是（　　）。

    A. 栀子   B. 枳壳   C. 枳实   D. 川楝子

19. 下列中药中，茎表面灰绿色或带紫色，有纵沟纹及稀疏茸毛，节膨大，切面黄白色，有的中空，其果实长圆形或球形，宿存花柱长 2.5～4cm，有的裂成 5 瓣，呈螺旋形卷曲或向上卷曲呈伞状的是（　　）。

    A. 青蒿   B. 半枝莲   C. 仙鹤草   D. 老鹳草

20. 下列中药中，常为根、茎、叶、花混合入药。茎细，有纵纹，表面棕色或暗棕红色；叶多皱缩，上表面灰绿色或棕褐色，下表面色较浅，主脉明显突起；花黄色，蒴果球形的是（　　）。

    A. 金钱草   B. 半枝莲   C. 仙鹤草   D. 佩兰

21. 下列中药中，茎呈圆柱形，表面黄棕色或黄绿色，有的带紫色，有明显的节及纵棱线，气芳香，味微苦的是（　　）。

    A. 益母草   B. 半枝莲   C. 仙鹤草   D. 佩兰

22. 下列中药中，茎方形，断面黄白色，髓部中空，叶片多皱缩破碎，上表面黑绿色，下表面灰绿色，密具腺点，两面均有短毛，先端尖，边缘有锯齿，无臭，味淡的是（　　）。

    A. 荆芥   B. 半边莲   C. 广藿香   D. 泽兰

23. 下列中药中，茎细，棱形或方柱形，中空，表面暗紫色或棕绿色，光滑；花冠二唇形，棕黄色或浅蓝紫色，披毛，果实扁球形，浅棕色的是（   ）。

　　A. 细辛　　　　　　B. 半边莲　　　　　C. 半枝莲　　　　D. 青蒿

24. 下列草类中药中，茎下部圆柱形，红棕色，上部方柱形，四面略凹陷，绿褐色，有纵沟及棱线，有节，断面中空；花黄色，花萼下部呈筒状，萼筒上部具钩刺，先端5裂的是（   ）。

　　A. 泽兰　　　　　　B. 仙鹤草　　　　　C. 半枝莲　　　　D. 薄荷

25. 下列中药中，黄白色，角质样，半透明；具有"玉带环腰"或近底部处有2～3条环纹的是（   ）。

　　A. 延胡索　　　　　B. 山慈菇　　　　　C. 天南星　　　　D. 半夏

26. 下列中药饮片中，呈细长纺锤形或细长条状，稍弯曲，表面黄白色，半透明，较光滑微有纵皱纹，凹陷处有须根痕。直接晒干品断面类白色，粉性；气微，味微甘的是（   ）。

　　A. 玄参　　　　　　B. 川牛膝　　　　　C. 香附　　　　　D. 太子参

27. 下列中药饮片中，呈圆柱形段状，外表面淡黄色，略粗糙，有纵纹及黄棕色点状支根痕；皮部黄白色，木部黄色，角质样；气特异，味微甘的是（   ）。

　　A. 地黄　　　　　　B. 南沙参　　　　　C. 北沙参　　　　D. 桔梗

28. 下列中药中，表面红棕至紫红色者具细纵纹，光滑无毛；黄绿色至灰褐色者有的可见白色点状皮孔，被黄褐色柔毛。多数枝节上对生两个向下弯曲的钩，钩略扁或稍圆，先端细尖，基部较宽。质坚韧，切面黄棕色，皮部纤维性；髓部黄白色或中空的是（   ）。

　　A. 忍冬藤　　　　　B. 苏木　　　　　　C. 钩藤　　　　　D. 皂角刺

29. 下列矿物类中药中，一面有"钉头"，一面有凹窝；暗棕红色或灰黑色，有的具金属光泽，砸碎后断面显层叠状；条痕樱红色或红棕色的是（   ）。

　　A. 朱砂　　　　　　B. 赭石　　　　　　C. 磁石　　　　　D. 滑石

30. 下列中药中，表面灰白色或灰绿色；多卷曲成团，全体密披白色茸毛，绵软如绒；气清香，味微苦的是（   ）。

　　A. 薄荷　　　　　　B. 青蒿　　　　　　C. 茵陈蒿　　　　D. 绵茵陈

31. 入药部位是花粉的药是（   ）。

　　A. 天花粉　　　　　B. 蒲黄　　　　　　C. 海金沙　　　　D. 青黛

32. 甘草的气味为（   ）。

　　A. 气微，味淡　　　B. 气微，味苦　　　C. 气微，味甜而特殊　D. 气香，味极甜

33. 细辛的入药部位是（   ）。

　　A. 全草　　　　　　B. 根及根茎　　　　C. 茎　　　　　　D. 叶

34. 以果实入药的药材为（   ）。

　　A. 女贞子　　　　　B. 葶苈子　　　　　C. 马钱子　　　　D. 沙苑子

35. 苍术断面散有多数棕红色的点状油室，习称（   ）。

　　A. 朱砂点　　　　　B. 砂眼　　　　　　C. 星点　　　　　D. 珍珠点

36. 下列来源于菊科的中药是（   ）。

　　A. 广藿香　　　　　B. 细辛　　　　　　C. 荆芥　　　　　D. 青蒿

37. 下列中药来源于伞形科根的是（   ）。

A. 独活   B. 龙胆   C. 白薇   D. 羌活

38. 优品巴戟天断面颜色应为（ ）。

  A. 黄白色   B. 黄棕色   C. 红棕色   D. 紫色

39. 下列对芒硝的优品标准描述正确的是（ ）。

  A. 色白、半透明、断面纤维性   B. 无色、透明、呈结晶块状

  C. 色白、有光泽、质松脆   D. 色白、细腻、润滑

40. 冬虫夏草的淀粉加工品遇碘应显（ ）。

  A. 蓝色   B. 白色   C. 紫色   D. 红色

41. 栓皮松软常呈鳞片状，易剥落，有特异香气，味苦的中药是（ ）。

  A. 地骨皮   B. 香加皮   C. 牡丹皮   D. 白鲜皮

42. 下列关于桑寄生性状特征描述不正确的是（ ）。

  A. 表面红褐色或灰褐色，具细纵纹，并有多数细小凸起的棕色皮孔

  B. 质坚硬，皮部红棕色，木部色较浅，髓部常偏向一侧

  C. 为带叶茎枝混合片段，茎枝呈圆柱形

  D. 无臭，味涩

43. 具有"雁脖芦""枣核艼"等特征的药材是（ ）。

  A. 西洋参   B. 野山参   C. 园参   D. 红参

44. 天麻的断面特点是（ ）。

  A. 断面灰白色，略粉性

  B. 断面不平坦，白色，显粉性

  C. 断面较平坦，黄白色至淡棕色，角质样

  D. 断面灰绿色，皮部和木部易分离，角质样

45. 来源于毛茛科植物干燥母根的中药是（ ）。

  A. 附子   B. 川乌   C. 威灵仙   D. 白芍

46. 以身长、色暗红、油性足、黄色花柱少者为佳的中药是（ ）。

  A. 红花   B. 西红花   C. 月季花   D. 玫瑰花

47. 下列属于山桃仁性状特征的是（ ）。

  A. 呈扁长卵形，一端尖，中部膨大，另端钝圆稍扁斜，边缘较薄

  B. 呈长卵形，表面浅黄白色，一端尖，中部膨大

  C. 呈类卵圆形，较小而肥厚

  D. 呈扁心形，一端尖，另端钝圆，肥厚，左右不对称

48. 来源于海龙科的中药是（ ）。

  A. 蕲蛇   B. 牡蛎   C. 海马   D. 牛黄

49. 来源于多孔菌科真菌子实体的中药是（ ）。

  A. 茯苓   B. 灵芝   C. 猪苓   D. 雷丸

50. 呈不规则滴乳状小颗粒或小团块，表面黄白色，半透明，气芳香特异，味微苦的中药是
  （ ）。

  A. 乳香   B. 没药   C. 安息香   D. 血竭

51. 茎方柱形，四面有纵沟，叶绿褐色，皱缩多破碎，边缘有锯齿，穗状花序细长的中药是
  （ ）。

A. 仙鹤草　　　　B. 车前草　　　　C. 益母草　　　　D. 马鞭草

52. 下列对马钱子的形状描述正确的是（　　　）。

A. 纽扣状圆板形，常一面隆起，一面稍凹下

B. 扁长卵形，一面稍鼓起，一面略平

C. 不规则的球形或扁球形

D. 偏心形，一端钝圆，一端略尖

53. 下列来源于白蘑科真菌的菌核的中药是（　　　）。

A. 茯苓　　　　B. 猪苓　　　　C. 雷丸　　　　D. 灵芝

54. 下列中药来源于胡椒科的是（　　　）。

A. 海风藤　　　　B. 龙胆　　　　C. 仙茅　　　　D. 络石藤

55. 呈扁球形，直径 1.5～6.5cm，表面类白色，质坚硬，不易破碎，断面不平坦，白色，粉性。气微辛，味麻辣的中药是（　　　）。

A. 贝母　　　　B. 半夏　　　　C. 天南星　　　　D. 白附子

56. 下列优品全须生晒参**不应**具有的特征是（　　　）。

A. 皮老、纹深而细　　　　　　　B. 树脂状分泌物多

C. 芦长、须长　　　　　　　　　D. 色灰黄、体轻虚

57. 下列优品红参**不应**具有的特征是（　　　）。

A. 身长腿长　　　　　　　　　　B. 体圆有皮肉

C. 芦长碗密　　　　　　　　　　D. 表面红棕色、半透明

58. 下列优品石决明**不应**具有的特征是（　　　）。

A. 壳厚有孔　　　　　　　　　　B. 断面有同心层纹

C. 内表面有彩色光泽　　　　　　D. 个大，表面洁净

59. 下列八角茴香的伪品或易混品种中，蓇葖果常为 10～13 个，表面红褐色，单一蓇葖果先端有一较长而向后弯曲的钩状尖头的是（　　　）。

A. 红茴香　　　　B. 野八角　　　　C. 莽草　　　　D. 短柱八角

60. 下列三七的伪品或易混品种中，断面棕褐色或黄绿色，具蜡样光泽的是（　　　）。

A. 血三七　　　　B. 绵三七　　　　C. 姜三七　　　　D. 莪术

【实践技能】

一、药屑杂质计算

某批黄芩饮片 100kg，筛出药屑、尘土 1000g，捡出黄芩茎 500g，其余均为合格品，请通过计算判定该批黄芩的杂质含量是否合格？

参考答案：

公式：杂质%＝（药屑＋杂质）的重量/供试品饮片重量×100%

根据公式，代入数据并计算：

$$杂质\%＝（药屑＋杂质）的重量/供试品饮片重量×100\%$$

$$＝(1.0＋0.5/100)×100\%$$

$$＝1.5\%$$

黄芩为根类药材，含药屑杂质的量应在 2% 以内，通过计算结果，得出该批药材杂质含

量合格。

二、饮片规格检查

请检查以下饮片规格，并对号入座：薄荷、荆芥、香薷、青蒿、佩兰、羚羊角、鹿角、黄柏、厚朴、陈皮、天花粉、白芍、乌药、槟榔、荷叶、枇杷叶、山药、当归。

参考答案：

极薄片：羚羊角、鹿角

薄片：白芍、乌药、槟榔、当归

厚片：山药、天花粉

丝：黄柏、厚朴、陈皮、荷叶、枇杷叶

段（咀、节）：薄荷、荆芥、香薷、青蒿、佩兰

三、炮制饮片中不合格饮片的含量判定

不合格饮片的含量判定见表4-13。

表 4-13　不合格饮片的含量判定

类型	不合格饮片含量	判定结果
麸炒	生片、糊片不得超过1%	
土炒	生片、糊片不得超过2%	
蜜炙	生片、糊片不得超过2%	
醋炙	生片、糊片不得超过3%	
盐炙	生片、糊片不得超过1%	
炒黄	生片、糊片不得超过2%	
炒焦	生片、炭化片不得超过3%	
炒炭	生片、完全炭化不得超过4%	
蒸	未蒸透的不得超过3%；未煮透的不得超过2%	
发芽	发芽率大于85%，芽超长的小于20%	

中药饮片调剂

【理论框架】

中药饮片调剂
1. 中药名称 { 别名 / 并开药名
2. 用药禁忌 { 配伍禁忌 / 妊娠禁忌
3. 有毒中药 { 医疗用毒性药品 / 有大毒、有毒及有小毒中药
4. 麻醉中药
5. 处方应付常规
6. 特殊煎煮
7. 临时捣碎
8. 中药饮片调剂操作程序
9. 中药临方炮制

【知识细目】

一、中药名称

由于中药历史悠久，历代文献记载不同或地区习惯用药，往往出现一药多名现象。《处方管理办法》规定：药品名称应当使用规范的中文名称书写。中药处方应使用饮片名，一般包括正名、别名、处方全名、并开药名，见表5-1。

表5-1 中药处方饮片名

药名	正名	中药规范化名称。以《中华人民共和国药典》等药品标准为依据，一药一名	如大黄
	别名	正名以外的中药名称。有一定来历和含义	如忍冬花
	处方全名	在正名前冠以术语，表明医师对药物的炮制、品种、质量、产地等方面的要求	如建泽泻
	并开药名	2～3种疗效基本相似或具协同作用药物的缩写	如棱术

按功效分类中药的别名与处方全名见表5-2。

表 5-2 别名与处方全名

正名	别名与处方全名
（一）解表类药	
麻黄	麻黄草、麻黄咀
炙麻黄	蜜炙麻黄
桂枝	嫩桂枝、桂枝尖
紫苏叶	苏叶
紫苏梗	苏梗
生姜	姜、鲜姜、均姜
防风	口防风、软防风、旁风、屏风
辛夷	辛夷花、木笔花、望春花
荆芥	荆芥咀、假苏
白芷	香白芷、杭白芷、川白芷
藁本	番藁本
苍耳子	苍耳、炒苍耳、炒苍耳子
桑叶	冬桑叶、霜桑叶
菊花	白菊花、黄菊花、甘菊花、茶菊花、杭菊、滁菊、毫菊、贡菊
葛根	粉葛根、干葛根
西河柳	山川柳、柽柳
薄荷	苏薄荷、南薄荷、鸡苏
柴胡	北柴胡、南柴胡、硬柴胡、软柴胡
升麻	绿升麻
蝉蜕	蝉衣、虫衣、仙人衣
牛蒡子	炒牛蒡子、大力子、鼠粘子
蔓荆子	炒蔓荆子、蔓荆子炭、荆子炭
木贼	术贼草、木则草
（二）清热类药	
生石膏	石膏
煅石膏	煅石膏
知母	肥知母、毛知母、知母肉
盐知母	炒知母
夏枯草	枯草穗、枯草
芦根	干芦根、芦根咀、苇根
天花粉	花粉、瓜蒌根、栝楼根
黄连	味连、川连、川黄连、雅连、云连
酒黄连	酒连
姜黄连	姜连
萸黄连	萸连
马尾连	马尾黄连
黄芩	枯黄芩、淡黄芩、条芩、子芩
酒黄芩	酒芩、酒炒黄芩
黄柏	黄檗、川黄柏、关黄柏、川柏
盐黄柏	炒黄柏、炙黄柏
栀子	红栀子、炒栀子、苏栀子、炙栀子
生栀子	生山栀
焦栀子	焦山栀
龙胆	龙胆草、胆草
鲜地黄	鲜生地
地黄	生地、生地黄、大生地
赤芍	赤芍药、山赤芍、京赤芍
牡丹皮	粉丹皮、丹皮
紫草	紫草根、软紫草、硬紫草、西紫草

正名	别名与处方全名
紫草茸	紫腔、紫虫胶
玄参	元参、黑元参、乌元参、润元参
白茅根	茅根、干茅根
金银花	银花、忍冬花、双花、二花、二宝花、南银花
忍冬藤	金银藤、二花藤
连翘	连召、老连翘
野菊花	苦薏
大青叶	青叶、板蓝叶、蓝靛叶
蓼大青叶	蓼蓝叶
板蓝根	蓝根
南板蓝根	南板蓝根
秦皮	白蜡树皮
牛黄	京牛黄、丑宝
射干	乌扇
鱼腥草	蕺菜
蒲公英	公英、黄花地丁、婆婆丁
北豆根	蝙蝠葛根
山豆根	南豆根
金果榄	果榄
青果	干青果、橄榄
藏青果	西青果
锦灯笼	酸浆、灯笼、红姑娘、挂金灯
土茯苓	仙遗粮、冷饭团、奇粮
寒水石	煅寒石、煅寒水石
白鲜皮	鲜皮
密蒙花	蒙花
天葵子	紫背天葵
地骨皮	枸杞根皮
(三)泻下类药	
大黄	生大黄、川大黄、锦纹、川锦纹、将军、川军
酒大黄	酒军、炒大黄、酒炒大黄
熟大黄	熟军、熟军咀、熟锦纹、炙大黄、酒炙熟大黄
芒硝	朴硝、皮硝、马牙硝
玄明粉	元明粉、风化硝
火麻仁	麻子仁、麻仁、大麻仁
蓖麻子	大麻子
亚麻子	胡麻子
郁李仁	欧李仁、山樱桃
牵牛子	黑丑、白丑、二丑、炒二丑、炒牵牛子
红大戟	红芽大戟
京大戟	大戟、炙大戟、醋炙大戟
甘遂	炙甘遂、醋炙甘遂
生甘遂	生甘遂
芫花	净芫花、炙芫花、醋炙芫花
商陆	花商陆、炙商陆、醋炙商陆
狼毒	白狼毒、炙狼毒、醋炙狼毒
生狼毒	生狼毒
番泻叶	泄叶
生巴豆	生巴豆、川江子
巴豆霜	巴豆霜

正名	别名与处方全名
千金子	续随子
生千金子	生续随子
(四)祛风湿类药	
独活	川独活、香独活
羌活	川羌活、西羌活、川羌
秦艽	左秦艽、西大艽
桑枝	嫩桑枝、童桑技
防己	粉防己
广防己	木防己
木瓜	宣木瓜
香加皮	北五加皮、杠柳皮
乌梢蛇	乌蛇、炙乌蛇
乌蛇肉	炙乌蛇肉、酒炙乌蛇肉
蕲蛇	炙蕲蛇
蕲蛇肉	炙蕲蛇肉、酒炙蕲蛇肉
蛇蜕	蛇皮、龙衣、炙龙衣、炙蛇蜕
川乌	川乌头、炙川乌
生川乌	生川乌
草乌	草乌头、炙草乌
生草乌	生草乌
(五)芳香化湿类药	
藿香	藿香咀
苍术	北苍术、南苍术、炒苍术、炙苍术、茅苍术
厚朴	川朴、姜朴、姜厚朴、紫油厚朴
厚朴花	川朴花、朴花
砂仁	缩砂仁、广砂仁、西砂仁、缩砂、阳春砂、春砂仁
砂仁壳	砂壳
豆蔻	白豆蔻、原豆蔻、紫豆蔻、白蔻仁、紫蔻仁
草豆蔻	草蔻
红豆蔻	红豆蔻
草果	草果仁、炒草果
(六)利水类药	
茯苓	白茯苓、云茯苓、赤茯苓、赤苓
泽泻	建泽泻、淡泽泻、福泽泻
薏苡仁	薏米、苡仁、苡米、炒薏苡仁、炒薏米、炒苡米、炒苡仁、麸炒苡米
车前子	车前、炒车前、炙车前子、盐炙车前子
茵陈	绵茵陈、茵陈蒿
金钱草	过路黄、对坐草
广金钱草	广金钱草
通草	白通草、方通草、通脱木
冬瓜子	冬瓜仁、炒冬瓜子、麸炒冬瓜子
葫芦	抽葫芦
冬葵子	冬葵果
地肤子	地庸子
(七)温里类药	
附子	炮附子、炙附子、制附子、黑附子、黑附片、淡附子、川附子、白附片
生附子	生附子
干姜	干姜片、干薑、健干姜
肉桂	紫肉桂、上肉桂、肉桂心、桂心、玉桂
官桂	桶官桂

续表

正名	别名与处方全名
肉桂子	桂丁、桂丁香
丁香	公丁香、紫丁香
母丁香	鸡舌香
吴茱萸	吴萸、淡吴萸
小茴香	茴香、茴香子、西小茴、炙茴香、盐炙小茴香
花椒	青花椒、川椒、蜀椒、青川椒
胡椒	白胡椒、古月
(八)理气类药	
陈皮	橘皮、广陈皮、新会皮
青皮	均青皮、小青皮、四花青皮、醋青皮、醋炙青皮
枳壳	江枳壳、炒枳壳、麸炒枳壳
枳实	炒枳实
香橼	陈香橼、香橼皮
沉香	海南沉、伽南沉、落水沉香
香附	香附子、香附米、莎草根、炒香附、炙香附、醋香附、醋炙香附
川楝子	金铃子
佛手	佛手柑、川佛手、广佛手
薤白	薤白头、南薤白
橘核	广橘核、南橘核、炒橘核、盐炙橘核
橘叶	青橘叶、南橘叶
橘络	广橘络、橘子络
橘红	广橘红、毛橘红
化橘红	尖化红
梅花	白梅花、绿萼梅
刀豆	刀豆子、大刀豆
(九)消食类药	
山楂	炒山楂、山楂片、北山楂
南山楂	南楂、南楂炭、南山楂炭
谷芽	香谷芽、炒谷芽、粟芽、粟谷、炒粟芽
麦芽	炒麦芽、大麦芽
稻芽	炒稻芽、香稻芽
莱菔子	萝卜子、炒莱菔子
鸡内金	炒内金、炙内金、鸡真皮、鸡肫皮
神曲	六神曲、六神柚、炒神曲、麸炒神曲、炒六曲
建曲	建神曲、范志曲
半夏曲	料半夏曲、麸炒半夏曲、夏曲
(十)驱虫类药	
槟榔	花槟榔、大腹子、海南子
焦槟榔	焦槟榔
(十一)止血类药	
茜草	绿茜草、红茜草
槐花	净槐花、炒槐花
槐角	炙槐角、蜜槐角
炮姜	炮姜炭、姜炭、干姜炭
三七	参三七、山漆、田七、旱三七
艾叶炭	艾叶、艾炭、蕲艾炭
地榆	地榆炭
侧柏叶	侧柏、侧柏炭
蒲黄	蒲黄炭、炒蒲黄
生蒲黄	生蒲黄

正名	别名与处方全名
血余炭	血余、发炭
灶心土	伏龙肝
棕榈炭	棕榈、棕板炭、棕炭、陈棕炭
藕节	老藕节
藕节炭	老藕节炭
白及	白芨
(十二)活血化瘀类药	
丹参	紫丹参
川芎	芎穷
郁金	玉金、川郁金、广郁金、黑郁金、黄郁金
姜黄	萱黄
牛膝	怀牛膝
川牛膝	川牛膝
桃仁	山桃仁、桃仁泥
鸡血藤	蜜花豆
大血藤	大血藤、红藤
土鳖虫	地鳖虫、䗪虫
西红花	番红花、藏红花
红花	草红花、南红花
凌霄花	紫葳花
益母草	坤草
茺蔚子	坤草子、益母草子、三角胡麻
延胡索	玄胡索、延胡、元胡、醋元胡
王不留行	王不留、炒王不留、留行子、麦篮子
三棱	荆三棱、炒三棱、麸炒三棱
莪术	炙莪术、醋炙莪术、蓬莪术、温莪术
自然铜	煅然铜、煅自然铜
干漆	干漆炭、煅干漆
(十三)化痰止咳平喘类药	
紫苏子	苏子、炒苏子、南苏子、炒紫苏子
白前	南白前、鹅管白前
前胡	南前胡、信前胡
款冬花	款冬、冬花
桔梗	北桔梗、苦桔梗、苦梗
天竺黄	竺黄、竺黄精
旋覆花	旋复花、金沸花
金佛草	金沸草、旋覆花梗
白果	银杏、炒白果、白果仁
银杏叶	白果叶
胖大海	蓬大海、安南子
川贝母	川贝、松贝、炉贝
浙贝母	贝母、象贝母、元宝贝
竹茹	淡竹茹、竹二青、青竹茹
苦杏仁	杏仁、炒杏仁、炒苦杏仁、焙杏仁、杏仁泥
甜杏仁	叭哒杏仁
芥子	白芥子、炒芥子、炒白芥子
枇杷叶	杷叶、炙杷叶、炙枇杷叶
马兜铃	炙兜铃、蜜兜铃、炙马兜铃
桑白皮	桑皮、桑根白皮、炙桑皮
瓜蒌	栝蒌、糖栝蒌、糖瓜蒌、全瓜蒌

正名	别名与处方全名
瓜蒌皮	枯蒌皮、蒌皮
瓜蒌子	瓜蒌仁、蒌仁、栝蒌子、炒蒌子、炙蒌子
半夏	京半夏、炙半夏
清半夏	清夏、清水半夏
姜半夏	姜夏、姜炙半夏
法半夏	法夏
生半夏	生半夏
胆南星	胆星、炙腰星、九转胆星、酒炙胆南星
天南星	南星、炙南星、炙天南星
生天南星	生南星
白附子	白附子片、炙白附子
生白附子	生白附子
百部	百部草、百部根
金礞石	礞石、煅礞石、煅金礞石
青礞石	煅青礞石
海蛤壳	蛤壳、煅蛤壳
海浮石	浮海石、煅浮海石
海藻	海蒿子、羊栖菜
皂角刺	皂刺、皂刺针
猪牙皂	牙皂
洋金花	曼陀罗花、风茄花
(十四)安神类药	
柏子仁	柏仁
酸枣仁	枣仁、炒枣仁、炒酸枣仁
龙骨	青龙骨、煅龙骨
生龙骨	生龙骨
磁石	煅磁石、灵磁石、活磁石
生磁石	生磁石
朱砂	贡珠砂、辰砂、珠砂、镜面砂
(十五)平肝息风类药	
决明子	草决明、炒决明、炒决明子、马蹄决明
全蝎	淡全蝎、全虫、淡全虫
赭石	代赭石、煅代赭石
生赭石	生代赭石
蒺藜	刺蒺藜、白蒺藜、炒蒺藜、炙蒺藜、盐炙蒺藜
石决明	生石决、生石决明、九孔石决明
地龙	地龙肉、苏地龙、广地龙、蚯蚓
天麻	明天麻、赤箭
紫贝齿	贝齿、绶贝、白贝齿
僵蚕	炒僵蚕、麸炒僵蚕、白僵蚕、天虫
牡蛎	左牡蛎、煅牡蛎、牡蛎壳
生牡蛎	生牡蛎
(十六)开窍类药	
冰片	龙脑香、梅片、梅花冰片、艾片
(十七)补虚类药	
熟地黄	熟地、大熟地
五加皮	南五加皮
玉竹	葳蕤、肥玉竹、明玉竹
北沙参	莱阳沙参、辽沙参
南沙参	空沙参

正名	别名与处方全名
黄芪	黄耆、绵黄芪、北口芪、箭黄芪
山药	怀山药、淮山药、薯蓣
淫羊藿	仙灵脾
肉苁蓉	苁蓉、甜苁蓉、大云、淡大云
沙苑子	潼蒺藜、沙苑蒺藜
枸杞子	甘枸子、甘枸杞、西枸杞、宁枸杞、枸杞、杞子
山茱萸	山萸肉、萸肉、枣皮
肉豆蔻	肉果、玉果
桑椹	黑桑椹
何首乌	首乌、首乌咀、炙首乌
生何首乌	生首乌
首乌藤	何首乌藤、夜交藤
西洋参	洋参、花旗参
白术	炙白术、炒白术、麸炒白术
狗脊	金狗脊、金毛狗脊、烫狗脊
龟甲	龟板、炙龟板、败龟板、烫龟板、炙龟甲、烫龟甲、玄武板
鳖甲	炙鳖甲、醋炙鳖甲、烫鳖甲
骨碎补	碎补、炙申姜、炙骨碎补
阿胶	阿胶珠、炒阿胶、炙阿胶、驴皮胶
生阿胶	阿胶丁
黄精	黄精咀、炙黄精、酒炙黄精
女贞子	炙女贞子、酒炙女贞子
山茱萸	山萸、山萸肉、炙山萸、酒炙山萸、杭山萸、杭萸肉
补骨脂	破故纸、故纸、盐炙补骨脂
胡芦巴	芦巴子、炙芦巴子、炙胡芦巴
益智仁	益智、炒益智、盐炙益智仁
杜仲	川杜仲、炒杜仲、盐杜仲、盐炙杜仲、杜仲炭
人参	园参、红人参、红参、白人参、白参、生晒参、糖参
野山参	山参
人参叶	参叶
党参	台党参、西党参、潞党参、川党参
生白术	生白术
土白术	土炒白术
甘草	生草、皮革、粉甘草、甜甘草、粉草
炙甘草	蜜炙甘草
白芍	芍药、白芍药
炒白芍	炒芍药、清炒白芍
酒白芍	酒芍、酒炒白芍
巴戟天	巴戟、肥巴戟、炙巴戟、巴戟肉
鹿茸	黄毛茸、马鹿茸、青毛茸
鹿角	鹿角镑、鹿角片
鹿角霜	鹿角霜
鹿筋	鹿筋
鹿肾	鹿鞭
狗肾	黄狗肾、柴狗肾、腽肭脐
鹿角胶	鹿胶
墨旱莲草	旱莲草、鳢肠
当归	全当归、秦当归、西当归
酒当归	酒炒当归
麦冬	麦门冬、杭麦冬、寸冬

续表

正名	别名与处方全名
天冬	天门冬、明天冬
龙眼肉	桂元肉、桂元、元肉、圆肉
百合	南百合
太子参	童参、孩儿参
续断	川续断、川断
仙茅	肥仙茅
核桃仁	胡桃仁
(十八)收涩类药	
刺猬皮	猬皮、炙刺猬皮
桑螵蛸	螳螂子
海螵蛸	乌贼骨、墨斗鱼骨
金樱子	金樱子肉、金樱肉
覆盆子	复盆子
莲子	莲子肉、莲肉、建莲肉、湘莲肉、莲实
莲子心	莲心
莲须	白莲须、莲蕊
莲房	莲蓬
荷叶	荷叶丝
荷梗	荷梗咀、老荷梗
荷叶蒂	荷蒂、荷鼻
麻黄根	麻黄根
诃子	诃黎勒、诃子肉
芡实	炒芡实、麸炒芡实、鸡头米
椿皮	椿根皮、椿根白皮、樗白皮、炒椿皮、麸炒椿皮、樗根皮
五味子	北五味、南五味、辽五味、炙五味子
赤石脂	石脂、煅石脂、煅赤石脂
禹余粮	禹粮石、煅禹粮石、煅禹余粮
罂粟壳	米壳、炙米壳、御米壳、炙罂粟壳
(十九)外用及其他类药	
守宫	天龙、壁虎
硼砂	白硼砂、煅硼砂、月石
生硼砂	生硼砂
瓦楞子	煅瓦楞子
马钱子	番木鳖、马前子、制马钱子
生马钱子	生马钱子
砒霜	信石、红信、白信、人言、红砒、白砒
轻粉	汞粉、银粉、腻粉、甘汞
红粉	京红粉、红升丹
雄黄	明雄黄、腰黄
斑蝥	斑蝥虫、炒斑蝥、米炒斑蝥
蟾酥	酒蟾酥
蟾皮	干蟾皮、干蟾
儿茶	方儿茶、孩儿茶
硇砂	紫硇砂、炙硇砂、醋炙硇砂
白石英	煅白石英
紫石英	煅石英、煅紫石英
海巴	白海巴
凌霄花	紫霄花
钟乳石	煅钟乳石、石钟乳
秫米	北秫米、高粱米

续表

正名	别名与处方全名
夜明砂	蝙蝠粪
望月砂	野兔粪
土贝母	假贝母
常山	鸡骨常山
生天仙子	生莨菪子
藤黄	制藤黄、炙藤黄
生藤黄	生藤黄
青娘子	青娘子、炒青娘子
红娘子	红蝉、炒红娘子
闹羊花	羊踯躅
苦丁茶	丁茶

中药处方药名与调配应付见表5-3。

表5-3　处方药名与调配应付

处方药名	调配应付	处方药名	调配应付
二冬	天冬、麦冬	青陈皮	青皮、陈皮
二术	苍术、白术	腹皮子	大腹皮、生槟榔
二母	知母、浙贝母	桃杏仁	桃仁、杏仁
二地	生地黄、熟地黄	砂蔻仁	砂仁、豆蔻仁
二活、羌独活	羌活、独活	荆防	荆芥、防风
二芍	赤芍、白芍	全荆芥	荆芥、荆芥穗
知柏	知母、黄柏	藿苏梗	广藿香梗、紫苏梗
盐知柏、炒知柏	盐知母、盐黄柏	二风藤	青风藤、海风藤
生熟大黄	生大黄、熟大黄	桑枝叶	桑枝、桑叶
二乌、川草乌	制川乌、制草乌	乳没	炙乳香、炙没药
莪棱、棱术	三棱、莪术	二决明	生石决明、炒决明子
芦茅根	芦根、白茅根	龙牡	煅龙骨、煅牡蛎
二蒺藜、潼白蒺藜	白蒺藜、沙苑子	炒三仙	炒神曲、炒麦芽、炒山楂
全紫苏	苏叶、苏梗、苏子	焦三仙	焦神曲、焦麦芽、焦山楂
冬瓜皮子	冬瓜皮、冬瓜子	焦四仙	焦神曲、焦麦芽、焦山楂、焦槟榔
谷麦芽	谷芽、麦芽	猪茯苓	猪苓、茯苓

二、用药禁忌

用药禁忌包括配伍禁忌和妊娠禁忌，见表5-4。

表5-4　配伍禁忌和妊娠禁忌

配伍禁忌	十八反	①乌头(包括川乌、草乌、附子加工品)反半夏(包括法半夏、清半夏、姜半夏、半夏曲)、瓜蒌(包括瓜蒌皮、瓜蒌子、瓜蒌霜、天花粉)、贝母(包括川贝母、浙贝母、伊贝母、平贝母、湖北贝母)、白蔹、白及②甘草反海藻、京大戟、红大戟、甘遂、芫花③藜芦反人参、红参、人参叶、西洋参、党参、南沙参、北沙参、丹参、玄参、苦参、细辛、白芍、赤芍
	十九畏	硫黄畏芒硝、玄明粉，水银畏砒霜，狼毒畏密陀僧，巴豆、巴豆霜畏牵牛子(黑丑、白丑)，丁香、母丁香畏郁金，芒硝、玄明粉畏三棱，川乌、草乌畏犀角，人参、人参叶、红参畏五灵脂，官桂、肉桂畏赤石脂

妊娠禁忌	禁用药	**禁用的大多是毒性较强或药性猛烈的药物：** 生巴豆、巴豆霜、马钱子、马钱子粉、芫青、红娘子、甘遂、芫花、京大戟、红大戟、生狼毒、闹羊花、雪上一枝蒿、红粉、生千金子、千金子霜、轻粉、砒石、砒霜、水银、生川乌、生草乌、生白附子、生南星、天仙子、雄黄、斑蝥、三棱、莪术、土鳖虫、水蛭、牵牛子、阿魏、丁公藤、猪牙皂、商陆、麝香、蜈蚣、干漆、大皂角、马兜铃、天仙藤、朱砂、全蝎、两头尖、罂粟壳等
	慎用药	**慎用的包括通经祛瘀、行气破滞，以及辛热等药物：** 三七、大黄、天南星、王不留行、片姜黄、制川乌、制草乌、附子、白附子、西红花、肉桂、桂枝、冰片、苏木、郁李仁、虎杖、卷柏、枳壳、枳实、漏芦、禹余粮、急性子、穿山甲、桃仁、红花、凌霄花、常山、牛膝、川牛膝、代赭石、硫黄、玄明粉、芒硝、通草、瞿麦、番泻叶、芦荟、木鳖子、蒲黄、蟾酥、天花粉、牡丹皮、苦楝皮、乳香、没药、益母草、薏苡仁、牛黄、人工牛黄、体外培育牛黄等

三、有毒中药

（1）医疗用毒性药品　《医疗用毒性药品管理办法》（1988 年 12 月 27 日）中规定了 27 种毒性中药，见表 5-5。卫生部药政局关于《医疗用毒性药品管理办法》的补充规定（1990 年 5 月 11 日）：毒性中药红粉、红升丹系同物异名。中国药典（1985 年版）以"红粉"收载。今后毒性药品品种表修订时将取消"红升丹"的名称。

毒性药品的收购、经营，由各级医药管理部门指定的药品经营单位负责；配方用药由国营药店、医疗单位负责。其他任何单位或者个人均不得从事毒性药品的收购、经营和配方业务。医疗单位供应和调配毒性药品，凭执业医师签名的正式处方。国营药店供应和调配毒性药品，凭盖有医疗单位公章的执业医师签名的正式处方。每次处方剂量不得超过二日极量。对处方中未注明"生用"的毒性中药，应当付炮制品。处方一次有效，取药后处方保存二年备查。

表 5-5　27 种毒性中药功能、用法用量与注意事项

名称	功能	用法用量	注意事项
砒石*	蚀疮去腐，杀虫，祛痰定喘，截疟	外用：适量，研末撒；或调敷 内服：入丸、散，每次 1～3mg	用时宜慎，体虚及孕妇、哺乳期妇女禁服。应严格控制剂量，单用要加赋形剂。外敷面积不宜过大。注意防止中毒
砒霜*	蚀疮去腐，杀虫，劫痰，截疟	外用：适量，研末撒；或调敷 内服：入丸、散，每次 1～3mg	本品大毒，内服宜慎。体虚及孕妇禁服，肝、肾功能不全者禁用。外用面积不宜过大
水银*	杀虫，攻毒	外用：适量，涂擦	本品大毒，不宜内服。孕妇禁用。外用亦不可过量或久用，用于溃疡创面时，尤须注意，以免吸收中毒
生马钱子	通络止痛，散结消肿	0.3～0.6g，炮制后入丸散	不宜生用，不宜多服久服；孕妇禁用
生川乌	祛风除湿，温经止痛	一般炮制后用	生品内服宜慎。不宜与贝母类、半夏、白及、白蔹、天花粉、瓜蒌类同用
生草乌	祛风除湿，温经止痛	一般炮制后用	生品内服宜慎。不宜与贝母类、半夏、白及、白蔹、天花粉、瓜蒌类同用
生白附子	祛风痰，定惊搐，解毒散结止痛	一般炮制后用，3～6g。外用生品适量捣烂，熬膏或研末以酒调敷患处	孕妇慎用，生品内服宜慎
生附子	回阳救逆，补火助阳，逐风寒湿邪	一般炮制后用，3～15g	孕妇禁用。不宜与贝母类、半夏、白及、白蔹、天花粉、瓜蒌类同用
生半夏	消痞散结	外用适量，磨汁涂或研末以酒调敷	不宜与乌头类药材同用
生天南星	散结消肿	外用生品适量，研末以醋或酒调敷患处	孕妇慎用

名称	功能	用法用量	注意事项
生巴豆 （巴豆霜）	外用蚀疮	外用适量,研末涂患处,或捣烂以纱布包涂患处。（巴豆霜0.1～0.3g,多入丸散）	孕妇禁用 不宜与牵牛子同用
斑蝥	破血消癥,攻毒蚀疮,引赤发泡	0.03～0.06g,炮制后多入丸散用 外用适量,研末或浸酒醋,或制油膏涂敷患处,不宜大面积用	本品有大毒,内服慎用,孕妇禁用
芫青*	攻毒,破瘀,逐水	内服:入丸、散,1～2只 外用:适量,研末调敷	有剧毒,一般不内服,体弱者及孕妇禁服
红娘子*	破瘀,散结,攻毒	内服:研末入丸、散,1～3g 外用:适量,研末作饼敷贴	有剧毒,内服宜慎;体弱及孕妇忌服
生甘遂	泻水逐饮	0.5～1.5g,炮制后多入丸散用	孕妇禁用。不宜与甘草同用
生狼毒	散结,杀虫	外用:适量,研末调敷;或醋磨汁涂;或取鲜根去皮捣烂敷	本品有毒,内服宜慎;体质虚弱及孕妇禁服。不宜与密陀僧同用
生藤黄*	攻毒,消肿,去腐敛疮,止血杀虫	外用:适量,研末调敷,磨汁涂或熬膏涂 内服:0.03～0.06g,入丸剂	本品毒性较大,内服宜慎;体质虚弱者禁服
生千金子	逐水消肿,破血消癥	1～2g,去壳,去油,多入丸散服。外用适量。捣烂敷患处	孕妇及体弱便溏者忌服
生天仙子	解痉止痛,安神定喘	0.06～0.6g	心脏病、心动过速、青光眼患者及孕妇忌服
闹羊花	祛风除湿,散瘀定痛	0.6～1.5g,浸酒或入丸散。外用适量,煎水洗或鲜品捣敷	不宜多服、久服。体虚者及孕妇禁用
雪上一枝蒿*	祛风除湿,活血止痛	内服:研末,每次不超过0.02g,1天量不超过0.04g 外用:适量,浸酒涂擦;或研末调敷;或煎汤熏洗	本品有剧毒,未经炮制,不宜内服。治疗剂量与中毒剂量比较接近,必须严格控制用量。孕妇、老弱、婴幼儿及心脏病、溃疡病患者均禁服。酒剂禁内服
白降丹*	消痈,溃脓,蚀腐,杀虫	外用:研末,0.09～0.15g,撒于创面上;或制成其他剂型用	禁内服。外用亦宜少量
蟾酥	解毒,止痛,开窍醒神	0.015～0.03g,多入丸散用 外用适量	孕妇慎用
洋金花	平喘止咳,镇痛,解痉	0.3～0.6g,宜入丸散;亦可作卷烟分次燃吸（1日量不超过1.5g）。外用适量	外感及痰热咳喘、青光眼、高血压及心动过速患者禁用
红粉	拔毒,除脓,去腐,生肌	外用适量。研极细粉单用或与其他药味配成散剂或制药捻	本品有毒,只可外用,不可内服。外用亦不宜久用
轻粉	外用杀虫,攻毒,敛疮	外用适量,研末掺敷患处。内服每次0.1～0.2g,一日1～2次,多入丸剂或装胶囊服,服后漱口	本品有毒,不可过量;内服慎用,孕妇禁服
雄黄	解毒杀虫,燥湿祛痰,截疟	0.05～0.1g,入丸散用 外用适量,熏涂患处	内服宜慎;不可久用;孕妇禁用

注:带"＊"为2020年版《中国药典》未收载品种。

（2）有大毒、有毒及有小毒中药 有大毒、有毒和有小毒的中药品种以《中国药典》为准,《中国药典》未收载品种参考各地现行《中药炮制规范》等地方标准,其用法用量应当严格按照规定使用,遇超剂量使用时,必须经处方医师确认,双签字后方可调配。经营这类的中药饮片不用特别许可,有中药饮片许可就可以,见表5-6～表5-8。

表 5-6　2 种有大毒中药

序号	名称	用法用量
1	马钱子粉	0.3～0.6g,入丸散用
2	巴豆霜	0.1～0.3g,多入丸散,外用适量

表 5-7　43 种有毒中药

序号	名称	用法用量
1	干漆	2～5g
2	土荆皮	外用适量,醋浸或酒浸涂擦,或研末调敷患处
3	三棵针	9～15g
4	千金子霜	0.5～1g,多入丸散服;外用适量
5	制川乌	1.5～3g;先煎、久煎
6	制草乌	1.5～3g;先煎、久煎
7	制天南星	3～9g
8	木鳖子	0.9～1.2g;外用适量,研末,用油或醋调敷患处
9	仙茅	3～10g
10	制白附子	3～6g
11	白果	5～10g
12	白屈菜	9～18g
13	山豆根	3～6g
14	朱砂	0.1～0.5g,多入丸散服,不宜入煎剂;外用适量
15	华山参	0.1～0.2g
16	全蝎	3～6g
17	芫花	1.5～3g;醋芫花研末吞服,0.6～0.9g/次,一日 1 次
18	苍耳子	3～10g
19	两头尖	1～3g;外用适量
20	附子	3～15g;先煎、久煎
21	苦楝皮	3～6g;外用适量,研末,用猪脂调敷患处
22	金钱白花蛇	2～5g;研粉吞服 1～1.5g
23	牵牛子	3～6g;入丸散服,每次 1.5～3g
24	香加皮	3～6g
25	常山	5～9g
26	商陆	3～9g;外用鲜品捣烂或干品研末涂敷
27	硫黄	内服 1.5～3g,炮制后入丸散;外用适量,研末油调涂敷患处
28	蓖麻子	2～5g;外用适量,捣烂敷患处;亦可入丸剂内服
29	蜈蚣	3～5g(3～5 条)
30	蕲蛇	3～9g;研末吞服,一次 1～1.5g,一日 2～3 次
31	京大戟	1.5～3g;入丸散服,每次 1g;内服醋制用,外用适量,生用
32	密陀僧	外用:适量,研末撒或调涂;或制成膏药、软膏、油剂等 内服:研末,0.2～0.5g;或入丸散
33	铅丹(樟丹、黄丹)	外用:适量,研末撒,调敷;或熬膏敷贴,每次不得超过 20g,用药范围应小于 30cm 内服:每日 0.15～0.3g,入丸、散,时间不能超过 2 星期
34	铅粉(官粉)	外用:适量,研末干撒或调敷;或熬膏敷贴 内服:研末,0.9～1.5g,或入丸散,不入煎剂
35	粉霜(白粉霜)	外用:0.03～0.06g,调敷
36	大风子	外用:适量 内服:1.5～3g,去油入丸散

序号	名称	用法用量
37	甜瓜蒂	内服:0.6~1.5g
38	虻虫	内服:1~1.5g,研末吞服 0.3g
39	猫眼草	外用:适量
40	藜芦	内服:研末,0.3~0.6g
41	干蟾	1~3g
42	铜绿	外用:1.5~3g
43	胆矾	外用:适量 内服:0.3~0.6g

表 5-8　23 种有小毒中药

序号	名称	用法用量
1	丁公藤	3~6g,用于配制酒剂,内服或外搽
2	九里香	6~12g;外用鲜品适量,捣烂敷患处
3	大皂角	1~1.5g;多入丸散用。外用适量,研末吹鼻取嚏或研末调敷患处
4	土鳖虫	3~10g
5	川楝子	5~10g;外用适量,研末调涂
6	小叶莲	3~9g,多入丸散服
7	水蛭	1~3g
8	艾叶	3~9g;外用适量,供灸治或熏洗用
9	北豆根	3~9g
10	地枫皮	6~9g
11	红大戟	1.5~3g;入丸散服,每次 1g,内服醋炙用。外用适量,生用
12	吴茱萸	2~5g;外用适量
13	苦杏仁	4.5~9g;生品入煎剂宜后下
14	南鹤虱	3~9g
15	鸦胆子	0.5~2g,用龙眼肉包裹或装入胶囊吞服;外用适量
16	重楼	3~9g;外用适量,研末调敷
17	急性子	3~5g
18	蛇床子	3~10g;外用适量,多煎汤熏洗,或研末调敷
19	猪牙皂	1~1.5g,多入丸散用;外用适量,研末吹鼻取嚏或研末调敷患处
20	绵马贯众	4.5~9g
21	绵马贯众炭	5~10g
22	蒺藜	6~10g
23	鹤虱	3~9g

四、麻醉中药

中药罂粟壳是唯一列入麻醉药物的中药品种。根据有关规定,罂粟壳不得生用,只能在医疗机构凭有麻醉药品处方权的执业医师签名的淡红色专用处方配方,不得单方发药;处方开罂粟壳应付蜜炙品,每张处方不得超过三日用量,连续使用不得超过七天。成人一日内服量为 3~6g。麻醉药品专用处方保存 3 年备查。零售药店不允许经营麻醉类药品。

五、处方应付常规

处方应付常规是指在中药调剂工作中,根据医师处方要求和地区传统习惯,经多年形成的一套用药规律。在医师未注明生熟炒炙的情况下，必须以国家制定的有关中药饮片调剂规程进行处方应付。北京地区以《北京市中药饮片调剂规程》（2011 年版）为准，处方应付常规见表 5-9。

表 5-9　处方应付常规

类　别	处方药名	
处方写药名付清炒品	山楂、王不留行（麦蓝子）、牛蒡子（大力子、鼠粘子）、决明子（草决明、马蹄决明）、芥子、谷芽（粟芽）、苍耳子、麦芽、苦杏仁、草果、牵牛子、莱菔子、紫苏子、槐花、槐米、酸枣仁、蔓荆子、稻芽	
处方写药名付麸炒品	白术、苍术、冬瓜子、芡实（鸡头米）、枳壳、枳实、椿皮（椿根皮、樗白皮）、薏苡仁、僵蚕（天虫）、半夏曲、六神曲	
处方写药名付烫制品	砂烫	狗脊、骨碎补、马钱子（番木鳖）、鹅枳实（小枳实）、干蟾（蟾蜍）、炮姜
	砂烫醋淬	龟甲（玄武板）、鳖甲
	滑石粉烫	刺猬皮
	蛤粉烫	阿胶珠
处方写药名付蜜炙品	枇杷叶、马兜铃、瓜蒌子（栝楼子）、槐角、罂粟壳（米壳、御米壳）、桑白皮	
处方写药名付酒炙或制品	酒炙	水蛭、乌梢蛇、乌蛇肉、蛇蜕、蕲蛇
	酒制	黄精、熟地黄、熟大黄、肉苁蓉（大芸）、女贞子、山茱萸、胆南星
处方写药名付醋炙或制品	醋炙	三棱、甘遂、莪术、香附（莎草根）、延胡索（元胡）、芫花、青皮（四花皮）、五灵脂、鸡内金、没药、乳香、硇砂
	醋制	红大戟、京大戟（大戟）、狼毒、商陆、五味子、南五味子
处方写药名付盐炙品	小茴香、车前子、补骨脂（破故纸）、胡芦巴、益智、橘核、蒺藜（刺蒺藜、白蒺藜）、杜仲（杜仲炭）	
处方写药名付煅制品	煅制	瓦楞子、龙齿、龙骨、牡蛎、蛤壳、蛤粉、花蕊石、炉甘石、金礞石、青礞石、禹余粮（禹粮石）、枯矾、钟乳石、海浮石（浮海石）、硼砂
	煅制醋淬	白石英、紫石英、自然铜、磁石、赭石（代赭石）、赤石脂
	煅制酒淬	阳起石
处方写药名付炭制品	地榆、艾叶、侧柏叶、蒲黄、南山楂、棕榈、干漆、血余	
处方写药名付制（炙或炒）品	川乌	制川乌
	草乌	制草乌
	白附片	制白附片
	白附子	制白附子
	巴戟天	制巴戟天
	天南星	制天南星
	何首乌、首乌	制何首乌
	远志、远志肉	制远志
	附子、黑附子、黑附片、附片、黑顺片	制黑附片
	半夏、法半夏、京半夏、制半夏、炙半夏	法半夏
	清半夏、炙清半夏	清半夏
	萸黄连、萸连	炙萸连
	淫羊藿、仙灵脾	炙淫羊藿
	肉豆蔻、肉果	煨肉豆蔻
	吴茱萸	制吴茱萸
	栀子、炒栀子、炙栀子	姜栀子
	厚朴	姜厚朴
	硫黄、炙硫黄、倭硫黄	制硫黄
	藤黄、炙藤黄	制藤黄

六、特殊煎煮

依据《北京市中药饮片调剂规程》规定或处方注明有"先煎""后下""包煎""烊化""冲服"等特殊要求的药物，应单包，并注明用法。

（1）先煎

先煎品种：石决明、石膏、生磁石、生赭石、生紫石英、生自然铜、生龟甲、生鳖甲、珍珠母、生牡蛎、生瓦楞子、生紫贝齿、生龙骨、生龙齿、寒水石、生蛤壳、生禹余粮、川乌、草乌、附子、水牛角、滑石块、白海巴、石燕、石蟹、金礞石（布包先煎）。

煎煮方法：将先煎的药物煮沸 20～30min，再加入群药同煎。

（2）后下

后下品种：薄荷、鲜薄荷、鲜藿香、鲜佩兰、紫苏叶、砂仁、豆蔻、钩藤、番泻叶、沉香。

煎煮方法：在群药煎好前 5～10min，加入后下药同煎。

（3）包煎

包煎品种：旋覆花、车前子、葶苈子、六一散、青黛、黛蛤散、蒲黄、蒲黄炭、滑石粉、儿茶、金礞石、海金沙、辛夷、马勃、益元散。

煎煮方法：将药物装入纯棉纱布袋与群药同煎。

（4）烊化

烊化品种：阿胶、鹿角胶、龟甲胶、鳖甲胶、龟鹿二仙胶。

煎煮方法：将药物加入适量热水或加热炖熔化，再兑入煎好的药液同服。

（5）另煎

另煎品种：人参、红参、高丽红参、西洋参、鹿茸片、羚羊角片、西红花、冬虫夏草。

煎煮方法：将需另煎的药物，置适宜的药锅中，加适量水，单独煎煮，滤取药液合并到汤药中服用。

（6）冲服

冲服品种：牛黄（含人工牛黄、体外培育牛黄）、朱砂粉、熊胆粉、鹿茸粉、三七粉、珍珠粉、羚羊角粉、沉香粉、琥珀粉、水牛角浓缩粉、玳瑁粉、马宝粉、猴枣粉、狗宝粉。

服用方法：以少量水或药汁冲服。

七、临时捣碎

油脂类、贵重细料或有效成分易挥发的中药饮片，调配时需临时用铜缸捣碎，如需提前进行捣碎，其储存时间不宜超过两周。《北京市中药饮片调剂规程》中临时捣碎品种如下：

黑芝麻、川贝母、辛夷、沉香、肉桂、法半夏、公丁香、母丁香、白果、苍耳子、酸枣仁、苦杏仁、桃仁、核桃仁、砂仁、豆蔻、肉豆蔻、红豆蔻、草豆蔻、草果、白胡椒、使君子、瓜蒌子、冬瓜子、芥子、紫苏子、莱菔子、牛蒡子、补骨脂、木鳖子、郁李仁、荔枝核、橘核、蕤仁、亚麻子、榧子、芸苔子、诃子、刀豆、大风子、胡芦巴、荜茇、紫河车、益智、枳椇子、两头尖、猪牙皂、大皂角、皂角子、儿茶、没食子、石莲子、马蔺子、苘麻子、阿胶、龟甲胶、鹿角胶、鳖甲胶等。

对质地坚硬，捣碎后其质量不易改变，可以预先碾碎或串碎，供装斗调配使用。《北京市中药饮片调剂规程》中可预先捣碎以备调配的品种：生石膏、石决明、瓦楞子、珍珠母、磁石、赭石、海螵蛸、香附、栀子、延胡索、决明子、川楝子、赤小豆、茯苓、龟甲、鳖甲、五倍子、预知子、白扁豆、牵牛子、木腰子、枳实、山慈菇、雷丸、甜瓜子、金果榄、娑罗子、三七、土贝母等。

八、中药饮片调剂操作程序

中药饮片调剂分为审方、计价、调配、复核、发药五个程序，见表 5-10。

表 5-10　中药饮片调剂操作程序

审方	认真逐项检查处方前记、后记、正文、脉案是否清晰、完整，确认处方的合法性、用药的适宜性： (1)审核科别、姓名、性别、年龄、住址或单位名称、病历号或门诊号、处方药味、剂量、用法、剂数、医师签名、日期、病因、病症、治法等 (2)审查处方时发现字迹不清、错字、重复药味、未注明剂量、配伍禁忌药、妊娠禁忌药、有毒药品或作用峻猛药物超剂量等问题，应请处方医师确认或重新修改并签字(双签字)后，方可调配，调剂人员不许擅自涂改 (3)处方中所列药味，有"脚注"者应遵医嘱调剂；医嘱要求自备"药引"的应向取药者说明
计价	原则：按照国家规定的价格计价，不得任意估价和改价，做到计价快速、熟练、准确 方法： (1)计算每味药的价格。药价/味＝用药剂量×单价 (2)计算每剂药的价格。药价/剂＝∑药价/味(∑为求和符号，即各味药价相加求和并四舍五入到分) (3)计算每张处方的总价。处方药价＝药价/剂×剂数 (4)复核 注意： (1)中药饮片的零售价是以 1g 为单位或以 10g 为单位 (2)计价后，药店将单价、剂数、总价、日期、经手人等项添入盖有计价图章的有关各栏内，医疗单位则记在处方中的计价处 (3)不同规格或细料贵重药品，应在药名的顶部注明单价(俗称"顶码")，以免调配时错付规格 (4)计价中应注意剂量、剂数、新调价、自费药品等项。自费药应经患者同意后计价，并在收据中注明自费字样 (5)计价时不准使用红色笔或铅笔
调配	准备工作： 准备好调配使用的工具、器具、包装材料等，重点检查并清洁台面、戥称、铜冲 操作方法： (1)审方：再次审查配伍禁忌、妊娠禁忌、毒性中药的用法用量、调配剂数等，确认所需饮片是否齐全，无误方可调配，根据药量选择适宜的包装纸并码放整齐 (2)对戥：调配前，检查定盘星的平衡度是否准确。称取一般药物用克戥，称取贵重药物或毒性药物，克以下的选用毫克戥或天平，以保证剂量准确 (3)称药：称药前看准药名和剂量，左手握戥杆，右手拉斗、取药，反手放于戥盘中，提起戥毫至眉齐，检视戥星指数与所取药味剂量相符。每味药称取克数为该药单剂量与剂数的乘积。注意：防止药物散落、混药，防止错配、漏配。处方药味应付要符合处方应付常规 (4)摆放：按处方药味所列的顺序，间隔平放。体积松泡的药如通草、灯心草、夏枯草、淫羊藿、茵陈、红花、淡竹叶等先称，以免覆盖前药。黏度大的药如瓜蒌、熟地黄、龙眼肉等可后称，放于其他药味之上，以免粘破包装纸。鲜药另包。特殊煎煮的药应单包并注明用法 (5)分剂：对一方多剂的处方应按"等量递减""逐剂回戥"的原则分剂量，并开药应分别称取。每剂药总重量误差不得超过±5％。如遇需临时捣碎药，应使用铜缸捣碎后分剂量。临时捣碎以适度为宜 (6)核对：调配完毕应自行检查核对，确认无误，调配人签字，交他人复核
复核	(1)审核处方：有无配伍禁忌、妊娠禁忌及有毒中药是否超剂量 (2)复核药物：处方药味和剂数是否正确，剂量是否准确，有无多配、漏配、错配或掺混异物等，有无生虫、发霉、变质、生制不分、应捣未捣的情况，特殊煎煮的药物是否单包并注明用法，贵细药是否单包 (3)签字确认：经复核无误，复核人签字，包装药品
发药	(1)核对取药凭证、患者姓名、剂数 (2)向患者详细交代煎法、服法 (3)遇鲜药应提示患者要冷藏，遇"药引"或外用药应另加说明 (4)处方留存。一般处方应保存 1 年备查，含毒性中药处方应保存 2 年备查，含麻醉中药(罂粟壳)的处方应保存 3 年备查

九、中药临方炮制

中药饮片调剂要有必要的小炒小炙场地、加工工具和辅料，按医师处方要求进行临方炮制，见表 5-11（因为炮制中需要用火，必须在消防部门报备，所以因为安全因素，实际工作中临方炮制基本取消）。

表 5-11 中药临方炮制

方法	辅料	操作要点	炮制作用	注意事项
炒法	炒黄	药物置热锅内，文火或中火炒至表面黄色或颜色加深，或表皮爆裂或爆花并飘出香气	药物易于粉碎，如牛蒡子	(1)文火或中火 (2)不断翻动 (3)避免焦化
			有效成分易于煎出，如决明子	
			并可缓和药性，如牵牛子；降低毒性，如苍耳子(中火炒)	
			破坏或降低某些药物中的酶活性，保存苷类成分，如苦杏仁、槐花	
	炒焦	药物置热锅内，用中火或武火炒至药物表面黄色或焦褐色，内部呈淡黄色或焦黄色并有焦香气	缓和药物寒性，如焦栀子	(1)中火或武火，不断翻动，避免炭化 (2)出锅后及时摊晾，灭尽火星，防止复燃
			增强消食导滞作用，如焦山楂	
			降低毒性，如川楝子	
	炒炭	药物置锅内，用武火或中火加热，不断翻动，炒至表面呈焦黑色，内部焦黄色	药物增强或产生止血作用，如槐花炭、地榆炭	(1)质地坚硬的用武火，质地疏松的叶、花等用中火 (2)炒炭存性，切忌灰化 (3)易出现火星，需喷淋适量清水，避免复燃
			增强固涩收敛止泻作用，如乌梅炭	
			消除刺激性，如干漆炭	
炙法（加液体辅料炒）	酒炙	药材加酒拌匀，闷透，置锅内用文火炒干，取出，放凉	改变药性，引药上行，如黄连、大黄	(1)黄酒量为10%～20%，酒少可适量加水稀释 (2)容器加盖闷润 (3)火力不可过大，勤翻动；炒至近干，颜色加深
			增强活血通络作用，如川芎、牡丹皮、牛膝、桑枝	
			矫臭防腐，如乌梢蛇、蕲蛇	
			降低毒副作用，如常山	
	醋炙	(1)先拌醋后炒：取一定量的米醋与药物拌匀，放置闷润，待醋被吸尽后，置锅内文火炒干 (2)先炒药后加醋：树脂类药物或动物粪便，先炒至药物表面熔化或表面颜色改变，有腥气溢出，再喷洒定量米醋炒至微干	引药入肝，如柴胡、香附、青皮	(1)米醋量为20%～30% (2)醋少可适量加水稀释，与药拌匀；容器加盖闷润 (3)树脂类药物或动物粪便不可先用醋拌润，防黏结成块，炒制时受热不匀，宜先炒药后加醋
			增强活血止痛作用，如三棱、延胡索	
			增强收敛作用，如五味子	
			缓和药性、降低毒副作用，如甘遂、大戟、芫花	
			矫臭矫味，如五灵脂、乳香、没药	
			利于粉碎和煎出有效成分，如龟甲、鳖甲、赭石	
	盐炙	①先拌盐水后炒药：将食盐加水溶化，与药物拌匀，放置闷润，待盐水被吸尽后，用文火炒干 ②先炒药后加盐水：先将药物置锅内，炒至一定程度，再喷盐水，用文火炒干，取出放凉	引药入肾，如杜仲、小茴香	(1)食盐用量为2%～3%，加水的量为盐的4～5倍 (2)含黏液质较多的药物，如知母、车前子、菟丝子需先炒药后加盐，防止药物遇水发黏，炒时易粘锅 (3)火力宜小，炒干即可，杜仲需炒断丝，至焦黑色
			增强利尿作用，如车前子	
			增强滋阴降火的作用，如知母	
	蜜炙	(1)先将定量"炼蜜"，加适量开水稀释，与药物拌匀，放置闷润，使蜜逐渐渗入药物组织内部，然后置于锅内，用文火炒至颜色加深且不粘手 (2)先将药物置于锅内，用文火加热炒至颜色加深时，再加已稀释的蜜液，勤翻动，使蜜液与药物拌匀，炒至松散不粘手	增强润肺止咳作用，如紫菀、款冬花、百合	(1)炼蜜用量为25%，不宜过老，黏性太强不易与药拌匀 (2)蜜炙用文火，防蜂蜜焦化糊锅 (3)先炒药后加蜜法适用于质地致密，蜂蜜不易被吸收的药物，如百合、槐角
			增强补脾益气的作用，如甘草、黄芪	
			缓和药性，矫味矫臭，如马兜铃、百部	

方法	辅料	操作要点	炮制作用	注意事项
加固体辅料炒	麸炒	将麦麸均匀撒布于热锅内至冒烟,投入净药材,拌炒至药材表面呈黄色或深黄色时取出,筛去麸皮,放凉即得	增强补脾胃作用,如山药 缓和药性,如苍术、枳壳 矫臭矫味,如僵蚕	(1)麦麸量为10%~15% (2)一般用中火 (3)烟起投药 (4)出锅迅速,防炮制品发黑,火斑过量
	米炒	米置于热锅内,炒至冒烟时投入药物,炒至米呈焦褐色,药物挂火色时,取出,筛去米	增强药物健脾止泻的作用,如党参 降低药物毒性,如斑蝥	(1)米用量20% (2)一般用中火 (3)烟起投药 (4)出锅迅速
	土炒	将灶心土置锅内,中火加热至灵活状态,投入药材,拌炒至药材表面均匀挂土色并透出土香气时,取出筛去土放凉	增强温中补脾、止呕止泻作用,如山药、白术	(1)土炒至灵活状态时投药 (2)用凉的灶心土调节土的温度 (3)土色变深时及时更换新土

【试题演练】

一、判断题（判断下列各题观点的正误，正确的打√，错误的打×）

1. 中药饮片调剂要有必要的小炒小炙场地，加工工具和辅料，按医师处方要求进行临方炮制。（　）

2. 开票收款时必须写明姓名、单价、剂数、总额。金额大小写相符，收款唱收唱付。（　）

3. 实行市场调节价的药品，要执行公平、合理、诚信的价格政策，严格禁止价格欺诈行为。（　）

4. 中药酸浆的正名是锦灯笼。（　）

5. 适宜包煎的药物是滑石粉。（　）

6. 政府定价和政府指导价，要反映市场供求状况，适应供求双方的需要。（　）

7. 炒炭操作时应注意使药材部分炭化。（　）

8. 香附醋炙采用先拌醋后炒的方法。（　）

9. 另煎的药物是人参。（　）

10. 酒炙操作方法是将一定量的黄酒与药材拌匀后，迅速放入锅内文火炒干。（　）

11. 酒炙时，一般炒至近干，颜色加深时即可取出。（　）

12. 车前子炮制采用先拌盐水后炒法。（　）

13. 麸炒时麦麸烟起投药。（　）

14. 配食盐水，水为食盐的4~5倍。（　）

15. 蜜炙甘草多用先炒药后加蜜法炮炙。（　）

二、单项选择题（下列各题备选项中，只有一个正确答案）

1. 处方中开川楝子在计价时（　　）。

　　A. 应找处方医师审定　　　　　　　　B. 应找执业医师审定

　　C. 应减去一种后计算单价　　　　　　D. 应分别计算单价

2. 麸炒时正确的是（　　）。

　　A. 一般用中火或武火　　　　　　　　B. 一般用文火

　　C. 一般用中火　　　　　　　　　　　　D. 一般先用武火再用中火

3. 酒炙的正确操作方法是（　　）。

　　A. 一般先拌药后炒　　　　　　　　　　B. 一般多先炒药后加酒

　　C. 多用白酒　　　　　　　　　　　　　D. 武火炒

4. 醋炙的操作方法正确的是（　　）。

　　A. 药材拌醋后迅速炒干

　　B. 一定量米醋与药材拌匀后放置闷润，醋被吸尽后置锅内炒干

　　C. 树脂类药材先拌醋后炒

　　D. 多用熏醋

5. 杜仲应炒至（　　）。

　　A. 表面黄色，易折断　　　　　　　　　B. 表面焦黄色，易折断

　　C. 表面焦黑色，易断丝　　　　　　　　D. 表面颜色加深，易折断

6. 正确的是（　　）。

　　A. 蜜炙用原蜜　　　　　　　B. 蜜炙用老蜜

　　C. 蜜炙用嫩蜜　　　　　　　D. 蜜炙用炼蜜不可过老，黏性太强，不易于药拌匀

7. 土炒操作的注意事项是（　　）。

　　A. 先拌药后炒　　　　B. 先炒药后加土　　　C. 调节温度　　　　D. 灶心土与药材同时翻炒

8. 适宜冲服的药物是（　　）。

　　A. 滑石粉　　　　　　B. 三七粉　　　　　　C. 阿胶　　　　　　D. 六一散

9. 蜜炙错误的是（　　）。

　　A. 定量的炼蜜用适量开水稀释后使用　　B. 文火炒

　　C. 一般多用先炒药后加蜜法　　　　　　D. 一般多用先拌蜜后炒法

10. （　　）不是酒炙操作的注意事项。

　　A. 灭火星、防止燃烧　　　　　　　　　B. 酒的用量小，可用适量水稀释

　　C. 闷润时容器应加盖　　　　　　　　　D. 注意火力

11. 盐炙正确的操作方法是（　　）。

　　A. 一般多用先炒药后加盐水法　　　　　B. 一般多用先拌盐水后炒法

　　C. 一般多用中火　　　　　　　　　　　D. 一般多用武火

12. 阿胶的服用方法是（　　）。

　　A. 包煎　　　　　　　B. 后下　　　　　　C. 冲服　　　　　　D. 烊化

13. 正确的酒炙操作时（　　）。

　　A. 宜用武火　　　　　　　　　　　　　B. 宜用中火或武火

　　C. 火力不可过大，勤翻动　　　　　　　D. 控制火力，不宜勤翻动

14. 牙硝、芒硝牡丹桂中的牙硝、芒硝是指（　　）。

　　A. 马牙硝、芒硝　　　　　　　　　　　B. 皮硝 芒硝

　　C. 风华硝、玄明粉　　　　　　　　　　D. 玄明粉　芒硝

15. 车前子汤剂需要（　　）。

　　A. 冲服　　　　　　　B. 烊化　　　　　　C. 另煎　　　　　　D. 包煎

16. 以下说法正确的是（　　）。

    A. 配制食盐水时，水为食盐的 8～10 倍

    B. 含黏液质多的药物不宜先与盐水拌润

    C. 盐炙时火力宜大

    D. 含黏液质少的药物不宜先与盐水拌润

17. 盐炙正确的操作方法是（　　）。

    A. 含黏液多的药宜用先拌盐水后炒法   B. 知母用先拌盐水后炒法

    C. 多用文火   D. 药物与盐水拌匀后迅速炒干

18. 错误的操作是（　　）。

    A. 醋炙有先炒药后加醋法   B. 树脂类先炒药后加醋法

    C. 醋炙有先拌醋后炒法   D. 动物粪便类先拌醋后炒法

19. 处方全紫苏 30g 的计算价格是（　　）。

    A. 紫苏叶 15g，紫苏子 15g 的单价之和

    B. 紫苏叶 10g，紫苏梗 10g，紫苏子 10g 的单价之和

    C. 紫苏叶 15g，紫苏梗 15g 的单价之和

    D. 全紫苏 30g 的总价

20. 毒性中药生天仙子的剂量是（　　）。

    A. 0.06～0.6g   B. 0.05～0.1g

    C. 0.3～0.6g   D. 0.6～1.5g

21. 中药饮片处方计价应在处方药物四角处，用笔圈匀，其目的是（　　）。

    A. 便于中药计价   B. 中药价格管理要求

    C. 便于中药调配   D. 便于再次调配时，检查处方药物有无增减

22. 关于土炒说法正确的是（　　）。

    A. 炒炙时温度过高可立即停火   B. 炒炙时温度过高可加入凉灶心土

    C. 炒炙时温度过高喷洒少量清水   D. 炒炙时温度过高勤翻动

23. 炒焦的注意事项是（　　）。

    A. 防止局部过热，药材炭化   B. 防止灰化

    C. 避免焦化   D. 用文火

24. 蜜炙操作正确的是（　　）。

    A. 用中火或武火炒   B. 用武火炒

    C. 用文火炒   D. 少用文火炒

25. 调剂中药处方，对医师处方所列药物，调剂员（　　）。

    A. 对处方药味模糊不清的可更改清楚

    B. 对处方药剂量模糊不清的可更改清楚

    C. 不得擅自更改或代用

    D. 可用相似功效的药物代用

26. 处方开桂丁香，调剂应付（　　）。

    A. 母丁香   B. 肉桂子   C. 丁香   D. 桂子

27. 处方开火麻仁，调剂应付（　　）。

    A. 大麻子   B. 亚麻子   C. 大麻仁   D. 胡麻子

28. 三七粉入汤剂适宜（　　）。

    A. 先煎　　　　　　B. 冲服　　　　　　C. 烊化　　　　　　D. 包煎

29. 下列适宜烊化服用的药物是（　　）。

    A. 水牛角　　　　　B. 阿胶　　　　　　C. 三七　　　　　　D. 蛤粉

30. 中药饮片处方计价应注明单价的是（　　）。

    A. 根及根茎类药材　　　　　　　　　　B. 叶及花类药材

    C. 贵细药材　　　　　　　　　　　　　D. 中药不同规格的炮制品

31. 炒炭正确的操作方法是（　　）。

    A. 质地疏松的用武火　　　　　　　　　B. 质地坚实的用武火

    C. 叶类用武火　　　　　　　　　　　　D. 花类用武火

32. 中药处方中生蒲黄15g的单价计算是（　　）。

    A. 生蒲黄每10g价乘以1.5

    B. 生蒲黄每1g价乘以15，加纱布袋单价

    C. 生蒲黄每1g价乘以15

    D. 生蒲黄每10g乘以1.5，加纱布袋单价

33. 以下说法正确的是（　　）。

    A. 没药先炒药后加醋，防止粘结成团，炒炙时受热不均

    B. 没药先炒药后加醋，可以使醋液渗入内部

    C. 没药先拌醋后炒，保证醋炙质量

    D. 没药先拌醋后炒，炒炙时受热均匀

34. 中药处方计价不得使用（　　）。

    A. 蓝色钢笔　　　　B. 黑色钢笔　　　　C. 黑色圆珠笔　　　D. 红色圆珠笔

35. 错误的操作方法是（　　）。

    A. 乳香先炒药后加醋　　　　　　　　　B. 青皮先炒药后加醋

    C. 延胡索先拌醋后炒　　　　　　　　　D. 五灵脂先炒药后加醋

36. 错误的酒炙操作方法是（　　）。

    A. 用果酒　　　　　　　　　　　　　　B. 药材用酒闷润后炒

    C. 炒制时勤翻动　　　　　　　　　　　D. 用文火

37. 下列中药为小毒性中药的是（　　）。

    A. 雄黄　　　　　　B. 芫花　　　　　　C. 红大戟　　　　　D. 京大戟

38. （　　）不是麸炒时注意的内容。

    A. 投药的时间　　　B. 注意火力　　　　C. 闷润时间　　　　D. 辅料的用量

【实践技能】

一、工具使用

熟练使用戥秤及铜缸等工具

（一）戥秤的使用要点

（1）准备　清洁戥盘，将戥砣线置于定盘星处，右手提前毫戥纽使戥杆与眉齐，观察戥

杆是否水平。

（2）称量　将戥杆架与左手虎口与食指中指之间，手心握空，无名指钩拉戥线。左手将戥砣线固定于预称剂量点上，右手抓药置于戥盘内，右手提戥纽，观察是否水平，根据戥杆高低适时增减药物，直至平衡为准。

（3）收戥　用布清洁戥盘，将戥砣放入戥盘中，将砣线缠绕戥杆上，戥杆平搭戥盘上。

（二）铜缸的使用要点

（1）检查铜缸是否清洁。

（2）左手夹持戥杆，双手持戥盘，双手四指压于戥盘后，手掌后部拦截药物下滑至铜缸内。

（3）右手持铜锤上下砸击药物，左手四指盖住铜缸口，防止药物溅出。药物捣至符合饮片要求（质地坚硬的捣碎成粗颗粒，含挥发油的将阻碍挥发油外出的部位捣碎，富含油脂的种子捣成泥状）。

（4）药物捣至合格后，左手手心向外虎口向下托起铜缸，右手向内扳动锤柄，左手持起铜缸倒置，右手拿起铜锤，锤头砸击铜缸口，使捣碎后的药物倒出落净。

（5）铜缸使用后及时清洁。

二、全面审方

（1）从下面中药处方中找出重复药物

中药处方一
金银花　乌扇　元参　蒲公英　蜜花豆　番红花　蓖麻子　郁李仁　亚麻子　肉桂　广防己　龟甲　鳖甲　黑芝麻　玄武板　安南子　红花　西红花　桂枝　玉桂　川贝母　蕺菜　半夏　瓜蒌皮　草红花　旋覆花　银柴胡　大贝母　知母　柽柳　桑白皮　鱼腥草　北柴胡　锦灯笼　黄芩　酸浆　天花粉　西河柳　西柴胡　胖大海　香附　白蜡树皮　粉防己　玄参　土茯苓　草河车　积雪草　射干　壁虎　茺蔚子　望春花　假苏　鸡苏　北豆根　云茯苓　天龙　连翘　落得打　莎草根　秦皮　防己　板蓝根　广豆根　地龙　黄花地丁　小胡麻　沙参　麦冬　大麻仁　火麻仁　木防己　玉竹　石斛　胡麻子　大麻子　栝楼根　仙遗粮　辛夷　荆芥　二宝花　鸡血藤

中药处方二
白果　天麻　过路黄　肉桂子　旋覆花　北五加皮　川楝子　银杏　赤箭　五加皮　香加皮　金钱草　金沸花　桂丁香　肉桂　金铃子　金樱子　坤草　槟榔　淫羊藿　大云　肉豆蔻　夜交藤　天虫　龙衣　全虫　胖大海　海南子　益母草　肉苁蓉　首乌藤　仙灵脾　玉果　僵蚕　蛇蜕　莲蕊　全蝎　胆草　莲须　龙胆

中药处方三
桑螵蛸　海螵蛸　蝉蜕　粉草　青果　西青果　千金子　天仙子　羊蹄躅　竹茹　鸡苏　红藤　黄芪　甘草　乌贼骨　竹二青　薄荷　大血藤　鸡血藤　仙人衣　橄榄　莨菪子　闹羊花　藏青果　绫随子　锦灯笼　紫葳花　山豆根　山漆　守宫　广豆根　天龙　三七　凌霄花　灯笼

参考答案：

处方一：

金银花—二宝花、乌扇—射干、元参—玄参、蒲公英—黄花地丁、蜜花豆—鸡血藤、番红花—西红花、红花—草红花、蓖麻子—大麻子、亚麻子—胡麻子、广防己—木防己、玄武板—龟甲、安南子—胖大海、玉桂—肉桂、蕺菜—鱼腥草、银柴胡—西柴胡、柽柳—西河柳、锦灯笼—酸浆、天花粉—栝楼根、香附—莎草根、白蜡树皮—秦皮、粉防己—防己、积雪草—落得打、土茯苓—仙遗粮、壁虎—天龙、茺蔚子—小胡麻、望春花—辛夷、假苏—荆

芥、大麻仁—火麻仁

处方二：

白果—银杏、天麻—赤箭、过路黄—金钱草、肉桂子—桂丁香、旋覆花—金沸花、北五加皮—香加皮、川楝子—金铃子、坤草—益母草、槟榔—海南子、淫羊藿—仙灵脾、大云—肉苁蓉、肉豆蔻—玉果、夜交藤—首乌藤、天虫—僵蚕、龙衣—蛇蜕、全虫—全蝎、莲蕊—莲须、胆草—龙胆

处方三：

海螵蛸—乌贼骨、蝉蜕—仙人衣、粉草—甘草、青果—橄榄、西青果—藏青果、千金子—续随子、天仙子—莨菪子、羊踯躅—闹羊花、竹茹—竹二青、鸡苏—薄荷、红藤—大血藤、锦灯笼—灯笼、紫葳花—凌霄花、山豆根—广豆根、山漆—三七、守宫—天龙

(2) 从下面中药处方中找出有大毒、有毒、有小毒的品名并写出剂量和用法。

中药处方
人参　干姜　吴茱萸　肉桂　苦楝子　红花　干漆　苍术　白术　野菊花　知母　栀子　猪牙皂　川槿皮　黄柏　蒲公英　紫花地丁　连翘　鸦胆子　土槿皮　紫背天葵　陈皮　川楝子　香附　莪术　朱砂　姜黄　华山参　银柴胡重楼　续断　急性子　郁金　虎杖　甘草　山茱萸　赤芍　苦楝皮　王不留行　川芎　水蛭　金银花　木鳖子　鸡血藤　青皮　厚朴　竹节香附　三棱　白附子　大血藤　蜈蚣

参考答案：

吴茱萸：2～5g，外用适量。

干漆：2～5g，孕妇及体虚无瘀者慎用。

苦楝皮：3～6g，外用适量，研末，用猪脂调敷患处。

水蛭：1～3g。

猪牙皂：1～1.5g，多入丸散，外用适量，研末吹口鼻或调敷患处。

鸦胆子：0.5～2g，用龙眼肉包裹或装入胶囊吞服，外用适量。

土槿皮（土荆皮）：外用适量。

蜈蚣：3～5g（3～5条）。

川楝子：5～10g，外用适量，研末调涂。

木鳖子：0.9～1.2g，外用适量，研末，用油或醋调敷患处。

白附子：3～6g，炮制后用，外用适量。

竹节香附（两头尖）：1～3g，外用适量。

朱砂：0.1～0.5g，多入丸散，外用适量。

华山参：0.1～0.2g，不宜多服。

重楼：3～9g，外用适量，研末调敷。

急性子：3～5g。

相关知识

大毒： 马钱子粉、巴豆霜。

有毒： 干漆、土荆皮（土槿皮）、三颗针、千金子（霜）、制川乌/草乌、制天南星、木鳖子、仙茅、制白附子、白果、白屈菜、山豆根、朱砂、华山参、全蝎、芫花、苍耳子、两头尖（竹节香附）、附子、苦楝皮、金钱白花蛇、牵牛子、香加皮、常山、商陆、硫黄、蓖麻子、蜈蚣、蕲蛇、京大戟、大风子、甜瓜蒂（苦丁香）、虻虫、猫眼草、藜芦、干蟾、铜绿、胆矾。

小毒：丁公藤、九里香、大皂角、土鳖虫、川楝子、小叶莲、水蛭、艾叶、北豆根、地枫皮、红大戟、吴茱萸、苦杏仁、鹤虱/南鹤虱、草乌叶、鸦胆子、重楼、急性子、蛇床子、猪牙皂、绵马贯众、蒺藜。

（3）根据《北京市中药饮片调剂规程》，写出下面中药处方药物的应付和脚注等情况。

处方药物一
二蒺藜　鸡苏　吴茱萸　何首乌　鸡头米　阿胶 莪术　生蒲黄　生磁石　车前子　山楂　芥子

处方药物二
苦杏仁　桑白皮　半夏　山茱萸　破故纸 竹节香附　马勃　瓜蒌子　赭石　南山楂　三棱

参考答案：

处方一：二蒺藜付白蒺藜和沙苑子；鸡苏付薄荷，后下；吴茱萸付甘草汁制吴茱萸；何首乌付制首乌；鸡头米付麸炒芡实；阿胶付生阿胶，临时捣碎，烊化；莪术付醋莪术；生蒲黄包煎；生磁石先煎；车前子付盐炙车前子，包煎；山楂付清炒山楂；芥子付炒芥子，临时捣碎。

处方二：苦杏仁付炒苦杏仁，临时捣碎；桑白皮付蜜炙桑白皮；半夏付法半夏，临时捣碎；山茱萸付酒炙山萸肉；破故纸付盐炙补骨脂；竹节香附付两头尖，临时捣碎；马勃包煎；瓜蒌子付蜜制瓜蒌子，临时捣碎；赭石付煅赭石；南山楂付南山楂炭；三棱付醋炙三棱。

三、处方调配

根据《北京市中药饮片调剂规程》要求，对下面中药处方进行调配操作。

处方一	备注
二决明 20g　　假苏 10g　　厚朴 10g　　云茯苓 10g 苦杏仁 10g　　枳壳 10g　　冬瓜子 10g　　生草 6g 生蒲黄 10g　　六一散 10g　　肉桂 10g　　莱菔子 10g	叁剂，水煎服

处方二	备注
生石膏 20g　　龙牡 30g　　乌扇 10g　　丁香 6g 青黛 10g　　豆蔻 10g　　官桂 10g　　仙遗粮 10g 生瓦楞子 20g　　白果 6g　　川芎 10g　　仙人衣 10g	叁剂，水煎服

参考答案：见表 5-12、表 5-13。

表 5-12　处方一按处方顺序调配

二决明 20g	称取生石决明 30g	等量递减法分成 3 份	分别摆放在 3 张小纸	单包，注明先煎
	称取炒决明子（预先捣碎）30g	等量递减法分成 3 份	分别摆放在 3 张大纸	
假苏 10g	称取荆芥 30g	等量递减法分成 3 份	分别摆放在 3 张大纸	
厚朴 10g	称取姜厚朴 30g	等量递减法分成 3 份	分别摆放在 3 张大纸	
云茯苓 10g	称取茯苓 30g	等量递减法分成 3 份	分别摆放在 3 张大纸	
苦杏仁 10g	称取炒苦杏仁 30g，临时捣碎	等量递减法分成 3 份	分别摆放在 3 张大纸	
枳壳 10g	称取麸炒枳壳 30g	等量递减法分成 3 份	分别摆放在 3 张大纸	
冬瓜子 10g	称取麸炒冬瓜子 30g，临时捣碎	等量递减法分成 3 份	分别摆放在 3 张大纸	

生草 6g	称取生甘草 18g	等量递减法分成 3 份	分别摆放在 3 张大纸	
生蒲黄 10g	称取生蒲黄 30g	等量递减法分成 3 份	分别摆放在 3 张小纸	单包,注明包煎
六一散 10g	称取六一散 30g	等量递减法分成 3 份	分别摆放在 3 张小纸	单包,注明包煎
肉桂 10g	称取肉桂 30g,临时捣碎	等量递减法分成 3 份	分别摆放在 3 张大纸	
莱菔子 10g	称取炒莱菔子 30g,临时捣碎	等量递减法分成 3 份	分别摆放在 3 张大纸	

表 5-13　处方二按处方顺序调配

生石膏 20g	称取生石膏 60g	等量递减法分成 3 份	分别摆放在 3 张小纸	单包,注明先煎
龙牡 30g	称取煅龙骨 45g	等量递减法分成 3 份	分别摆放在 3 张大纸	
	称取煅牡蛎 45g	等量递减法分成 3 份	分别摆放在 3 张大纸	
乌扇 10g	称取射干 30g	等量递减法分成 3 份	分别摆放在 3 张大纸	
丁香 6g	称取丁香 18g,临时捣碎	等量递减法分成 3 份	分别摆放在 3 张大纸	
青黛 10g	称取青黛 30g	等量递减法分成 3 份	分别摆放在 3 张小纸	单包,注明包煎
豆蔻 10g	称取豆蔻 30g,临时捣碎	等量递减法分成 3 份	分别摆放在 3 张小纸	单包,注明后下
官桂 10g	称取官桂 30g	等量递减法分成 3 份	分别摆放在 3 张大纸	
仙遗粮 10g	称取土茯苓 30g	等量递减法分成 3 份	分别摆放在 3 张大纸	
生瓦楞子 20g	称取生瓦楞子 60g	等量递减法分成 3 份	分别摆放在 3 张小纸	单包,注明先煎
白果 6g	称取白果 18g,临时捣碎	等量递减法分成 3 份	分别摆放在 3 张大纸	
川芎 10g	称取川芎 30g	等量递减法分成 3 份	分别摆放在 3 张大纸	
仙人衣 10g	称取蝉蜕 30g	等量递减法分成 3 份	分别摆放在 3 张大纸	

四、饮片包装捆扎

(一) 小包

(1) 右手食指将小包装纸从下挑起,顺势用右手拇指及中指托住,放于左手手心上。

(2) 将小包装纸朝向身体的下角向上折叠,下角与上角平行对齐,双手拇指掐住两侧。

(3) 将左角折向中间,与之对称的右角也折向中央,将多余的纸角折回。

(4) 将左右两侧的纸边折压平整,并出两条线(需要包煎的品种,此时夹入布袋一个)。

(5) 将小包的上角向内折,多余的纸角掖入小包口,并双掖口。

(6) 在包装外面纸张厚实处注明用法。

(二) 大包

1. 单层纸包装

(1) 将调配好的中药饮片合拢在包装纸中央,并转动包装纸,使印有门票的包装纸正向纸角朝向前方。

(2) 双手提起门票的前后两个角对齐,根据药量的多少,使纸角上部接触中药饮片,并沿直线折叠下压。

(3) 右手掐住中间折纸处,并压住包装纸右侧,顺势将纸包抬起,将包装纸左角折至中央并下压,右手松开。

(4) 左手掐住包装中间,抬起包装纸右侧,将右角折至中间。

(5) 将药包放平,中间处向内掖口折叠两次。

(6) 整理药包四个角,使其结实、平整。

2. 双层纸包装

使用两层纸进行包装时,外层使用门票,内层使用衬纸。

(1) 将调配好的中药饮片合拢在包装纸中央,并转动包装纸,使门票包装纸正向纸角朝向前方。

（2）双手提起后方的两层包装纸角与前方的内层衬纸角，对齐，根据药量的多少，使纸角上部贴住中药饮片，并沿直线折叠下压。

（3）右手掐住中央折纸处，并压住纸包右角，顺势将纸包抬起，将包装纸左角折至中央并下压。

（4）左手掐住包装纸中间处，抬起包装纸右侧，将右角折至中间。

（5）将药包放平，将上角的外层纸向下折叠，将多余的纸角向内折叠，并双掖口进行折叠。

（6）整理药包，使其结实、平整。

（三）捆扎

1. 三包捆扎

（1）将三个药包按同一方向自下而上排列。

（2）左手持包装绳的短头，留约一横掌长，用左手按压三包药，右手持包装绳的另一端，在三包药上十字捆扎一遍，十字落在包正中。

（3）短头绳在十字绳上穿过后，两端在捆好的包上打死结。

（4）短头留四横指长，与长端打花结，剪断绳即可。

2. 五包捆扎

（1）将五个药包按同一个角度排成上下两列，最上横放一包药。

（2）左手持包装绳的短头，留约一横掌长，用左手按压五包药，右手持包装绳的另一端，在五包药上十字捆扎两遍，每一遍十字落在一列包正中。

（3）短头绳在十字绳上穿过后，两端在捆好的包上打死结。

（4）短头留四横指长，与长端打花结，剪断绳即可。

五、临方炮制

审核下面处方中需临时炮制的药物，写出品名、操作方法和炮制目的。

处方药物
炙黄芪、五味子、炒菟丝子、肉苁蓉、盐杜仲、酒大黄、姜竹茹 炒白术、山茱萸、土防风、炒砂仁、土当归、炙鳖甲、炙百合

参考答案：

① 土防风：将灶心土置锅内，中火加热至灵活状态，投入防风，拌炒至药材表面均匀挂土色并透出土香气时，取出筛去土放凉。土炒防风能升脾阳止泻。

② 土当归：将灶心土置锅内，中火加热至灵活状态，投入当归，拌炒至药材表面均匀挂土色并透出土香气时，取出筛去土放凉。土当归既补血又不滑肠，适用于血虚便溏者。

③ 炒砂仁：砂仁加盐水浸泡拌匀，文火炒干。增强了砂仁降气安胎、温肾作用。

④ 炙百合：先将百合置于锅内，用文火加热炒至颜色加深时，再加已稀释的蜜液，勤翻动，使蜜液与药物拌匀，炒至松散不粘手。蜜炙百合可增强润肺作用。

模块六

中成药用药指导

【理论框架】

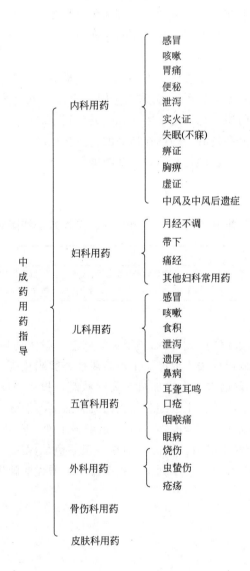

中成药用药指导

- 内科用药
  - 感冒
  - 咳嗽
  - 胃痛
  - 便秘
  - 泄泻
  - 实火证
  - 失眠(不寐)
  - 痹证
  - 胸痹
  - 虚证
  - 中风及中风后遗症
- 妇科用药
  - 月经不调
  - 带下
  - 痛经
  - 其他妇科常用药
- 儿科用药
  - 感冒
  - 咳嗽
  - 食积
  - 泄泻
  - 遗尿
- 五官科用药
  - 鼻病
  - 耳聋耳鸣
  - 口疮
  - 咽喉痛
  - 眼病
- 外科用药
  - 烧伤
  - 虫蜇伤
  - 疮疡
- 骨伤科用药
- 皮肤科用药

【知识细目】

中成药是在中医药理论指导下，以中药饮片为原料，按规定的处方和标准制成具有一定规格的剂型，可直接用于防治疾病的制剂。下面按照临床各科用药作介绍。

一、内科用药

1. 感冒

感冒是以恶寒发热、头痛、咳嗽、鼻塞、流涕为主要症状的一种疾病。一年四季均有发生。病情有轻重的不同；轻者一般称为"伤风"；重者称为"时行感冒"。感冒是由于外感六淫之邪，侵袭人体而致病。风邪为六淫之首，在不同的季节往往与其他邪气相合而致病。一般以风寒、风热二者为主，此外亦有挟湿、挟暑而致病者。至于外邪侵入人体后，是否引起发病，关键还在于正气的强弱，同时与感邪的轻重也有一定关系。当卫外功能减弱，外邪乘袭时更易致病。外邪从口鼻、皮毛腠理入侵，肺卫首当其冲。因肺主呼吸，气道为升降出入的通路，开窍于鼻，外合皮毛，职司卫外，以致外邪侵入首先犯肺而出现一系列呼吸系统的症状。由于感受病邪的不同，可分为风寒感冒、风热感冒和暑湿感冒等，相当于现代医学中的普通感冒、流行性感冒、中暑感冒以及上呼吸道感染等疾病，用药时应辨证论治，具体见表 6-1。

表 6-1 感冒辨证用药

分类	药物名称	处方组成	功能	主治
风寒感冒	感冒清热颗粒	荆芥穗、薄荷、防风、柴胡、紫苏叶、葛根、桔梗、苦杏仁、白芷、苦地丁、芦根	疏风散寒，解表清热	风寒感冒，头痛发热，恶寒身痛，鼻流清涕，咳嗽咽干
	正柴胡饮颗粒	柴胡、陈皮、防风、甘草、赤芍、生姜	发散风寒，解热止痛	外感风寒所致的发热恶寒，无汗，头痛、鼻塞、喷嚏、咽痒咳嗽、四肢酸痛
	感冒软胶囊	羌活、麻黄、桂枝、荆芥穗、防风、白芷、川芎、石菖蒲、葛根、薄荷、苦杏仁、当归、黄芩、桔梗	散风解热	外感风寒引起的头痛发热，鼻塞流涕，恶寒无汗，骨节酸痛
	午时茶颗粒	苍术、柴胡、羌活、防风、白芷、川芎、广藿香、前胡、连翘、陈皮、山楂、枳实、炒麦芽、甘草、桔梗、紫苏叶、厚朴、红茶、六神曲(炒)	祛风解表，化湿和中	外感风寒，内伤食积，恶寒发热，头痛身楚、胸脘满闷、恶心呕吐、腹痛腹泻
	川芎茶调丸	川芎、白芷、羌活、细辛、防风、荆芥、薄荷、甘草	疏风止痛	风邪头痛，或恶寒，发热，鼻塞
	症状:恶寒重、发热轻、头痛无汗、鼻塞、喷嚏、流清涕、咽痒咳嗽、四肢酸痛、舌苔薄白、脉浮紧等			
风热感冒	感冒退热颗粒	大青叶、板蓝根、连翘、拳参	清热解毒，疏风解表	上呼吸道感染，急性扁桃体炎，咽喉炎属外感风热、热毒壅盛证，症见发热、咽喉肿痛
	感冒止咳颗粒	柴胡、山银花、葛根、青蒿、连翘、黄芩、桔梗、苦杏仁、薄荷脑	清热解表止咳化痰	外感风热所致的感冒，症见发热，恶风、头痛、鼻塞、咽喉肿痛、咳嗽，周身不适
	银翘解毒片	金银花、薄荷、淡豆豉、桔梗、甘草、连翘、荆芥、牛蒡子(炒)、淡竹叶	疏风解表，清热解毒	风热感冒，发热头痛，咳嗽，口干，咽喉疼痛
	板蓝根颗粒	板蓝根	清热解毒，凉血利咽	肺胃热盛所致的咽喉肿痛，口咽干燥，腮部肿胀；急性扁桃体炎，腮腺炎等
	双黄连颗粒（口服液）	金银花、黄芩、连翘	疏风解表，清热解毒	外感风热引起的发热，咳嗽，咽痛

分类	药物名称	处方组成	功能	主治
风热感冒	桑菊感冒片	桑叶、菊花、连翘、薄荷素油、苦杏仁、桔梗、甘草、芦根	疏风清热，宣肺止咳	风热感冒初起，头痛，咳嗽，口干，咽痛
	清开灵口服液（片、滴丸）	胆酸、珍珠母、猪去氧胆酸、栀子、水牛角、板蓝根、黄芩苷、金银花	清热解毒，镇静安神	用于外感风热时毒、火毒内盛所致高热不退，烦躁不安，咽喉肿痛，舌质红绛，苔黄，脉数者；上呼吸道感染、病毒性感冒，急性化脓性扁桃体炎，急性咽炎，急性气管炎等病症属上述症候者
	症状:发热重，恶寒轻，无汗或有汗，头痛，咽喉肿痛，口渴，痰黄稠，小便黄，舌苔薄黄，脉浮数等			
暑湿感冒及中暑	藿香正气水（口服液）	苍术、陈皮、厚朴(姜制)、白芷、茯苓、大腹皮、生半夏、甘草浸膏、广藿香油、紫苏叶油	解表化湿，理气和中	外感风寒、内伤湿滞或夏伤暑湿所致的感冒，症见头痛昏重，胸膈痞闷，脘腹胀痛，呕吐泄泻；胃肠型感冒见上述症候者
	保济丸	钩藤、菊花、蒺藜、厚朴、木香、苍术、天花粉、广藿香、葛根、化橘红、白芷、薏苡仁、稻芽、薄荷、茯苓、广东神曲	解表，祛湿，和中	用于暑湿感冒，症见发热头痛，腹痛腹泻，恶心呕吐，肠胃不适，亦可用于晕车晕船
	六合定中丸	广藿香、香薷、檀香、紫苏叶、木香、姜厚朴、炒枳壳、桔梗、茯苓、炒白扁豆、炒六神曲、炒稻芽、陈皮、甘草、木瓜、炒山楂、炒麦芽	祛暑除湿，和中消食	用于夏伤暑湿感冒，宿食停滞，寒热头痛，胸闷恶心，吐泻腹痛
	十滴水软胶囊	樟脑、干姜、大黄、小茴香、肉桂、辣椒、桉油	健胃，祛暑	因中暑而引起的头晕，恶心，腹痛，胃肠不适
	仁丹	陈皮、檀香、砂仁、豆蔻(去果皮)、甘草、木香、丁香、广藿香叶、儿茶、肉桂、薄荷脑、冰片、朱砂	清暑开窍	因伤暑而引起的恶心胸闷，头晕，晕车晕船
	六一散	滑石粉、甘草	清暑利湿	用于感受暑湿所致的发热，身倦，口渴，泄泻，小便黄少；外用治痱子
	症状:发热恶寒，微汗或无汗，肢体酸重或疼痛，头重头痛，鼻流浊涕，胸闷纳差，恶心呕吐或泻泄，舌苔薄黄而腻，脉浮数			
其他感冒	玉屏风口服液	黄芪、防风、白术(炒)	益气，固表，止汗	多用于表虚不固，自汗恶风，面色㿠白，或体虚易感风邪者
	参苏丸	党参、紫苏叶、葛根、前胡、茯苓、制半夏、陈皮、炒枳壳、桔梗、甘草、木香	益气解表，疏风散寒，祛痰止咳	用于身体虚弱、感受风寒所致感冒，症见恶寒发热，头痛鼻塞，咳嗽痰多，胸闷呕逆，乏力气短
	参苏宣肺丸	人参、紫苏叶、陈皮、法半夏、茯苓、甘草、葛根、木香、麸炒枳壳、前胡、桔梗	解表散寒，宣肺化痰	痰湿阻肺，感冒风寒引起的头痛鼻塞，周身不适，咳嗽痰多，胸膈满闷气逆恶心

2. 咳嗽

咳嗽是呼吸系统疾病的常见症状。病因有外感咳嗽和内伤咳嗽两大类。外感咳嗽因外感六淫之邪犯肺，使肺气宣发肃降的功能异常，肺气上逆所致。内伤咳嗽主要是由于脏腑功能失调，邪自内生，内邪干扰肺脏所致。外感咳嗽多属表证，实证。内伤咳嗽多属里证，实证虚证都可见到。二者有很大的区别，又可互相影响，外感咳嗽如迁延日久，治疗不当，外邪损伤肺气，逐渐转化为内伤咳嗽；肺脏有病，卫外不强，易受外邪引发而加重，特别是在气候转寒时尤为明显。实证久则由实转虚，阴伤气耗。由此可见，咳嗽既有外感，内伤，虚实之分别，又可相互影响，相互转化，临床治疗应注意辨证用药，区别对待。咳嗽辨证用药见表 6-2。

表 6-2　咳嗽辨证用药

分类	药物名称	处方组成	功能	主治
风寒咳嗽	通宣理肺丸	紫苏叶、前胡、桔梗、苦杏仁、麻黄、甘草、陈皮、半夏(制)、茯苓、枳壳(炒)、黄芩	解表散寒，宣肺止嗽	用于风寒束表，肺气不宣所致的感冒咳嗽，症见发热，恶寒，咳嗽，鼻塞流涕，头痛，无汗，肢体酸痛
	半夏露	生半夏、枇杷叶、远志(泡)、款冬花、桔梗、麻黄、陈皮、甘草	止咳化痰，温肺散寒	咳嗽多痰及支气管炎(不常用)
	症状:咳嗽喉痒,咯痰稀白,常伴头痛身痛,恶寒发热,无汗,舌苔薄白,脉浮紧				
风热咳嗽	川贝枇杷糖浆	川贝母流浸膏、桔梗、枇杷叶、薄荷脑	润肺止咳，生津利咽	用于阴虚肺热，咳嗽，喘促，口燥咽干
	急支糖浆	鱼腥草、金荞麦、四季青、麻黄、紫菀、前胡、枳壳、甘草	清热化痰，宣肺止咳	用于外感风热所致的咳嗽，症见发热，恶寒，胸膈满闷，咳嗽咽痛；也可用于急性支气管炎、慢性支气管炎急性发作等呼吸系统疾病
	症状:咳嗽咽痛,痰多黄稠,常伴有鼻流黄涕,口渴咽痛,发热恶寒,头痛,甚者咳嗽胸痛,舌苔薄黄,脉浮数				
肺阴虚咳嗽	养阴清肺膏	地黄、麦冬、玄参、川贝母、白芍、牡丹皮、薄荷、甘草	养阴润燥，清肺利咽	阴虚肺燥，咽喉干痛，干咳少痰或痰中带血
	百合固金丸	百合、熟地黄、玄参、当归、桔梗、地黄、麦冬、川贝母、白芍、甘草	养阴润肺，化痰止咳	肺肾阴虚，燥咳少痰，痰中带血，咽干喉痛
	症状:干咳少痰,或痰中带血,口干咽燥,或声音嘶哑,午后潮热,手足心热,颧红,盗汗,舌质红,脉细数				
燥热伤肺咳嗽	二母宁嗽丸	川贝母、知母、石膏、炒栀子、黄芩、蜜桑白皮、茯苓、炒瓜蒌子、陈皮、麸炒枳实、炙甘草、蒸五味子	清肺润燥，化痰止咳	燥热蕴肺，痰黄而黏不易咯出，胸闷气促，久咳不止，声哑喉痛
	秋梨润肺膏	梨、百合、麦冬、川贝母、款冬花	润肺止咳，生津利咽	久咳，痰少质黏，口燥咽干
	念慈庵蜜炼川贝枇杷膏	川贝母、枇杷叶、南沙参、茯苓、化橘红、桔梗、法半夏、五味子、瓜蒌子、款冬花、远志、苦杏仁、生姜、甘草	润肺化痰，止咳平喘，护喉利咽，生津补气，调心降火	伤风咳嗽，痰多痰稠，气喘不适，咽喉干痒及声音沙哑等症
	症状:干咳,咽喉干燥,痰少而质黏,不易咳出				
痰热郁肺咳嗽	止咳橘红丸	化橘红、陈皮、法半夏、茯苓、甘草、炒紫苏子、炒苦杏仁、紫菀、款冬花、麦冬、瓜蒌皮、知母、桔梗、地黄、石膏	清肺，止咳，化痰	痰热阻肺引起的咳嗽痰多，胸满气短，咽干喉痒
	橘红丸	化橘红、陈皮、制半夏、茯苓、甘草、桔梗、苦杏仁、炒紫苏子、紫菀、款冬花、瓜蒌皮、浙贝母、地黄、麦冬、石膏	清肺，化痰，止咳	用于痰热咳嗽，痰多，色黄黏稠，胸闷口干
	症状:咳嗽痰多,或喉中有痰鸣,质黏厚或稠黄,咳吐不爽				
痰湿蕴肺咳嗽	二陈丸	陈皮、制半夏、茯苓、甘草	燥湿化痰，理气和胃	痰湿停滞导致的咳嗽痰多、胸脘胀闷、恶心呕吐
	症状:咳嗽反复发作,咳声重浊,痰多,色白或带灰色				
其他	苏子降气丸	炒紫苏子、前胡、姜半夏、沉香、厚朴、甘草、陈皮、当归	降气化痰，温肾纳气	上盛下虚，气逆痰壅所致的咳嗽喘息，胸膈痞塞(不常用)
	止咳片	百部、前胡、苦杏仁	润肺定喘，祛痰止咳	咳嗽，痰多，气喘

3. 胃痛

胃痛，又称"胃脘痛"。主要见于胃炎、胃及十二指肠球部溃疡、胃痉挛和胃神经官能症等疾病。临床常见肝胃不和，脾胃虚寒等。

胃痛产生的原因，多见于饮食不调或过食生冷，寒积于中；偏食辛辣，热郁于胃；或饥饱失常，脾胃受累，胃气失于和降。特别是空腹由于过度疲劳，更易损伤脾胃，气机阻滞，出现胃痛。情志不舒如恼怒伤肝，肝气失于疏泄，气机阻滞，横逆犯胃，或气郁化火，脾失健运，损伤胃气，出现胃痛。素体阳虚而脾胃虚弱，脾胃主受纳和运化，若饥饱失常，或劳倦过度，或久病脾胃受伤等，均能引起脾阳不足，中焦虚寒，或胃阳受损，失其温养而发生疼痛。也有因服寒凉药而导致脾胃虚寒而痛者。胃痛辨证用药见表6-3。

诊断胃脘痛时必须注意与急性胆囊炎、急性胰腺炎、不典型心绞痛相鉴别。

表 6-3　胃痛辨证用药

分类	药物名称	处方组成	功能	主治
寒邪客胃	良附丸	高良姜、醋香附	温胃理气	寒凝气滞,脘痛吐酸,胸腹胀满
	症状:突然胃痛,遇寒则痛增,遇热则痛减,喜暖恶寒,舌苔薄白			
脾胃虚寒	小建中合剂	桂枝、白芍、炙甘草、生姜、大枣	温中补虚,缓急止痛	脾胃虚寒,脘腹疼痛,喜温喜按,嘈杂吞酸,食少;胃及十二指肠溃疡见上述症候者(不常用)
	温胃舒胶囊	党参、炙黄芪、山药、清炒白术、乌梅、陈皮、附片(黑顺片)、肉桂、酒蒸肉苁蓉、炒南山楂、砂仁、补骨脂	温中养胃,行气止痛	中焦虚寒所致的胃痛,症见胃脘冷痛,腹胀嗳气,纳差食少,畏寒无力;慢性萎缩性胃炎、浅表性胃炎见上述症候者
	香砂养胃丸	木香、白术、茯苓、醋香附、豆蔻(去壳)、广藿香、生姜、砂仁、陈皮、半夏(制)、枳实(炒)、姜厚朴、甘草、大枣	温中和胃	胃阳不足,湿阻气滞所致的胃痛、痞满,症见胃痛隐隐,脘闷不舒,呕吐酸水,嘈杂不适,不思饮食,四肢倦怠
	症状:胃脘隐痛,喜温喜按,空腹痛甚,稍食痛减,泛吐清水,纳差,神疲乏力,四肢不温,舌淡苔白			
肝胃不和	左金丸	黄连、吴茱萸	泻火、疏肝,和胃、止痛	肝火犯胃,脘胁疼痛,口苦嘈杂,呕吐酸水,不喜热饮
	胃苏颗粒	紫苏梗、香附、陈皮、香橼、佛手、枳壳、槟榔、炒鸡内金	理气消胀,和胃止痛	气滞型胃脘痛,症见胃脘胀痛,窜及两胁,得嗳气或矢气则舒,情绪郁怒则加重,胸闷食少,排便不畅,舌苔薄白,脉弦;慢性胃炎及消化性溃疡见上述症候者
	舒肝和胃丸	醋香附、白芍、佛手、木香、郁金、炒白术、陈皮、柴胡、广藿香、炙甘草、莱菔子、焦槟榔、乌药	疏肝解郁,和胃止痛	肝胃不和,两胁胀满,胃脘疼痛,食欲不振,呃逆呕吐,大便失调
	症状:胃脘胀痛,痛连两胁,嗳气频繁,大便不畅,怒则痛作,舌苔薄白			
胃阴亏虚	养胃舒颗粒	党参、陈皮、蒸黄精、山药、玄参、乌梅、山楂、北沙参、干姜、菟丝子、炒白术	滋阴养胃	慢性胃炎,胃脘灼热,隐隐作痛
	症状:胃脘灼痛,口燥咽干,心烦,手足心热,食少,大便干燥,舌红少津,脉细数			
饮食停滞	大山楂丸	山楂、麸炒六神曲、炒麦芽	开胃消食	食积内停所致食欲不振,消化不良,脘腹胀闷
	保和丸	焦山楂、制半夏、陈皮、炒莱菔子、炒六神曲、茯苓、连翘、炒麦芽	消食,导滞,和胃。	食积停滞,脘腹胀满,嗳腐吞酸,不欲饮食
	枳术丸	炒枳实、麸炒白术	健脾消食,行气化湿	脾胃虚弱,食少不化,脘腹痞满(不常用)
	香砂枳术丸	木香、砂仁、麸炒枳实、麸炒白术	健脾开胃,行气消痞	脾虚气滞,脘腹痞闷,食欲不振,大便溏软
	健胃消食片	太子参、陈皮、山药、炒麦芽、山楂	健胃消食	脾胃虚弱所致的食积,不思饮食,嗳腐酸臭,脘腹胀满
	香砂六君丸	木香、砂仁、党参、炒白术、茯苓、炙甘草、陈皮、姜半夏	益气健脾,和胃	脾虚气滞,消化不良,嗳气食少,脘腹胀满,大便溏泄
	加味保和丸	麸炒白术、茯苓、陈皮、姜炙厚朴、枳实、麸炒枳壳、醋炙香附、炒山楂、麸炒六神曲、炒麦芽、法半夏	健胃消食	饮食积胀,消化不良
	症状:伤食胃痛,脘腹胀满,嗳腐吞酸,呕吐不消化食物,吐后胃痛可暂缓解,舌苔厚腻			

分类	药物名称	处方组成	功能	主治
其他	三九胃泰胶囊	三叉苦、九里香、两面针、木香、黄芩、茯苓、地黄、白芍	清热燥湿,行气活血,柔肝止痛	用于湿热内蕴、气滞血瘀所致的胃痛,症见脘腹隐痛,饱胀反酸,恶心呕吐,嘈杂纳减;浅表性胃炎、萎缩性胃炎见上述症候者
	越鞠丸	醋香附、川芎、炒栀子、炒苍术、炒六神曲	理气解郁,宽中除满	胸脘痞闷,腹中胀满,饮食停滞,嗳气吞酸(不常用)
	越鞠保和丸	姜制栀子、麸炒六神曲、醋香附、川芎、苍术、木香、槟榔	舒肝解郁,开胃消食	气食郁滞所致的胃痛,脘腹胀痛,倒饱嘈杂、纳呆食少、大便不调;消化不良见上述症候者
	人参健脾丸	人参、麸炒白术、茯苓、山药、陈皮、木香、砂仁、炙黄芪、当归、炒酸枣仁、制远志	健脾益气,和胃止泻	用于脾胃虚弱所致的饮食不化、脘闷嘈杂、恶心呕吐、腹痛便溏、不思饮食、体弱倦怠

4. 便秘

便秘是大便次数减少,间隔延长,数日排便一次,粪便大多干燥坚硬或呈硬球状,或不干燥而排便困难的一种病症。中医认为便秘系燥热内结,腑气不通,或气阴不足所致,将便秘分为实秘和虚秘两类,辨证用药见表6-4。

表6-4 便秘辨证用药

分类	药物名称	处方组成	功能	主治
润下	麻仁丸	火麻仁、苦杏仁、大黄、炒枳实、姜厚朴、炒白芍	润肠通便	用于肠热津亏所致的便秘,症见大便干结难下、腹部胀满不舒;习惯性便秘见上述症候者
	麻仁润肠丸	火麻仁、炒苦杏仁、大黄、木香、陈皮、白芍	润肠通便	肠胃积热,胸腹胀满,大便秘结
	苁蓉通便口服液	肉苁蓉、何首乌、枳实、蜂蜜	滋阴补肾、润肠通便	肾阴不足、精血亏虚所致大便秘结
	润通丸	火麻仁、郁李仁、肉苁蓉、枳壳、荆芥、羌活、苦杏仁、当归、熟大黄、陈皮、防风、秦艽	润肠通便、和血疏风	津枯气滞证,大便秘结,小便短赤,或有身热、口干,腹胀或痛
泻下	当归龙荟丸	酒当归、酒炙龙胆、芦荟、青黛、栀子、酒黄连、酒黄芩、盐黄柏、酒大黄、木香、人工麝香	泻火通便	肝胆火旺,心烦不宁,头晕目眩,耳鸣耳聋,胁肋疼痛,脘腹胀痛,大便秘结
	通便灵胶囊	番泻叶、当归、肉苁蓉	泻热导滞,润肠通便	热结便秘,长期卧床便秘,一时腹胀便秘,老年习惯性便秘
	通幽润燥丸	麸炒枳壳、木香、姜厚朴、桃仁(去皮)、红花、当归、炒苦杏仁、火麻仁、郁李仁、熟地黄、地黄、黄芩、槟榔、熟大黄、大黄、甘草	清热导滞,润肠通便	用于胃肠积热所致的便秘,症见大便不通、脘腹胀满、口苦尿黄

5. 泄泻

泄泻临床主要表现为排便次数增多,粪便不成形,稀软,溏薄,甚至水样,或带有黏液或不消化物。现代医学称为腹泻。

泄泻一般分为脏腑湿热、食滞胃肠、脾胃虚弱、肾阳亏虚等证。泄泻辨证选药见表6-5。

表 6-5　泄泻辨证用药

分类	药物名称	处方组成	功能	主治
脏腑湿热	香连丸	萸黄连、木香	清化湿热,行气止痛	用于大肠湿热所致的痢疾,里急后重,腹痛泄泻
	加味香连丸	姜黄连、木香、黄芩、黄柏(酒炙)、白芍、当归、姜厚朴、麸炒枳壳、槟榔、醋延胡索、制吴茱萸、炙甘草	清热祛湿,化滞止痛	用于大肠湿热所致的痢疾,症见大便胀血,腹痛下坠,里急后垂
	香连止泻片	木香、黄连、厚朴、枳实、槟榔、白芍	清热祛湿,化滞止痢	红白痢疾,腹痛下坠,饮食无味,四肢倦怠
	香连化滞丸	黄连、木香、黄芩、麸炒枳实、陈皮、醋青皮、姜厚朴、炒槟榔、滑石、炒白芍、当归、甘草	清热利湿,行血化滞	用于大肠湿热所致的痢疾,症见大便脓血,里急后重,发热腹痛
	葛根芩连片	葛根、黄芩、黄连、炙甘草	解肌清热,止泻止痢	用于湿热蕴结所致的泄泻、痢疾,症见身热烦渴,下利臭秽,腹痛不适
脾肾阳虚	桂附理中丸	肉桂、附片、党参、白术(炒)、炮姜、炙甘草	温中健脾,补肾助阳	肾阳衰弱,脾胃虚寒,脘腹冷痛,呕吐泄泻,四肢厥冷
	肉蔻四神丸	补骨脂、木香、肉豆蔻、罂粟壳、诃子肉、白芍、干姜、白术、吴茱萸	温中散寒,补脾止泻	大便失调,黎明泄泻,肠泻腹痛,不思饮食,面黄体瘦,腰酸腿软
	四神丸	肉豆蔻(煨)、补骨脂(盐炒)、五味子(醋制)、吴茱萸(制)、大枣(去核)。	温肾散寒,涩肠止泻	肾阳不足所致的泄泻,肠鸣腹胀,五更溏泻,食少不化,久泻不止,面黄肢冷

6. 实火证

实火证是中医的一个特有病证,俗称"上火"。也是临床上常见的一个病症,主要表现有牙龈肿痛、口舌生疮、口干、口苦、口臭、目赤胀痛,或伴有大便秘结、小便短赤等。现代医学中的一些口腔溃疡、口臭、牙龈炎和便秘易表现为实火证。实火证患者用药有清热泻火、清热解毒、清脏腑热等。

清热泻火药　牛黄解毒片、黄连上清丸、牛黄上清丸(片、胶囊)、三黄片、上清丸、一清胶囊等。有肝胆实火者可选用当归龙荟丸。

清热解毒药　板蓝根颗粒、穿心莲片、新清宁片、清热解毒口服液(胶囊、片)、北豆根片、冬凌草片、复方黄芩片、连翘败毒丸等。

清脏腑热药　牛黄清胃丸、清胃黄连丸、羚羊清肺丸等。

实火证辨证见表 6-6。

表 6-6　实火证辨证用药

药物名称	处方组成	功能	主治
牛黄解毒片	人工牛黄、雄黄、石膏、大黄、黄芩、桔梗、冰片、甘草	清热解毒	用于火热内盛,咽喉肿痛,牙龈肿痛,口舌生疮,目赤肿痛
黄连上清丸	黄连、栀子(姜制)、连翘、蔓荆子(炒)、防风、荆芥穗、白芷、黄芩、菊花、薄荷、酒大黄、黄柏(酒炒)、桔梗、川芎、石膏、旋覆花、甘草	散风清热,泻火止痛	用于风热上攻、肺胃热盛所致的头晕目眩,暴发火眼,牙齿疼痛,口舌生疮,咽喉肿痛,耳痛耳鸣,大便秘结,小便短赤
牛黄上清丸	人工牛黄、薄荷、菊花、荆芥穗、白芷、川芎、栀子、黄连、黄柏、黄芩、大黄、连翘、赤芍、当归、地黄、桔梗、甘草、石膏、冰片	清热泻火,散风止痛	头痛眩晕、目赤耳鸣、咽喉肿痛、口舌生疮、牙龈肿痛、大便燥结
一清胶囊	黄连、大黄、黄芩	清热泻火解毒,化瘀凉血止血	火热血毒所致的身热烦躁,目赤口疮,咽喉、牙龈肿痛,大便秘结,吐血,咯血,衄血,痔血;咽炎、扁桃体炎、牙龈炎见上述症状者

续表

药物名称	处方组成	功能	主治
金莲花片	金莲花	清热解毒	用于风热邪毒袭肺,热毒内盛引起的上呼吸道感染、咽炎、扁桃体炎
清热解毒口服液	石膏、金银花、玄参、地黄、连翘、栀子、甜地丁、黄芩、龙胆、板蓝根、知母、麦冬	清热解毒	用于热毒壅盛所致的发热面赤,烦躁口渴,咽喉肿痛;流感、上呼吸道感染见上述症候者
新清宁片	熟大黄	清热解毒,泻火通便	用于内结实热所致的喉肿、牙痛、目赤、便秘、下痢、发热;感染性炎症见上述症候者
清胃黄连片	黄连、石膏、桔梗、甘草、知母、玄参、地黄、牡丹皮、天花粉、连翘、栀子、黄柏、黄芩、赤芍	清胃泻火,解毒消肿	口舌生疮,齿龈、咽喉肿痛
栀子金花丸	栀子、黄连、黄芩、黄柏、大黄、金银花、知母、天花粉	清热泻火,凉血解毒	肺胃热盛,口舌生疮,牙龈肿痛,目赤眩晕,咽喉肿痛,大便秘结
芩连片	黄芩、连翘、黄连、黄柏、赤芍、甘草	清热解毒,消肿止痛	用于脏腑蕴热,头痛目赤,口鼻生疮,热痢腹痛,湿热带下,疮疖肿痛

7. 失眠（不寐）

失眠是指以经常难以入眠或睡而易醒为临床主要表现的病症。临床上根据症状表现分为实证和虚证两类,有时往往虚实夹杂,互为因果,所以使用此类中药时也要虚实兼顾,辨证用药,见表6-7。

表6-7 失眠辨证用药

分类	药物名称	处方组成	功能	主治
虚证	刺五加片	刺五加浸膏	益气健脾,补肾安神	脾肾阳虚,体虚乏力,食欲不振,腰膝酸痛,失眠多梦(不常用)
	养血安神丸	鸡血藤、熟地黄、生地黄、合欢皮、首乌藤、墨旱莲、仙鹤草	养血安神	失眠多梦,心悸头晕
	柏子养心丸	柏子仁、党参、黄芪(蜜炙)、川芎、当归、茯苓、远志(制)、酸枣仁、肉桂、醋五味子、半夏曲、甘草(蜜炙)、朱砂	补气,养血,安神	心气虚寒,心悸易惊,失眠多梦,健忘
	天王补心丸	丹参、当归、党参、石菖蒲、茯苓、五味子、麦冬、天冬、地黄、玄参、桔梗、制远志、甘草、炒酸枣仁、柏子仁、朱砂	滋阴养血,补心安神	心阴不足,心悸健忘,失眠多梦,大便干燥
	养心安神丸	五味子、首乌藤、合欢花、黄精、当归、丹参、酸枣仁、远志、知母、磁石	补肾益智,养心安神	少眠多梦,头晕心悸,耳鸣健忘,倦怠乏力
	安神补心丸	丹参、五味子(蒸)、石菖蒲、安神膏	养心安神	心悸失眠,头晕耳鸣
	枣仁安神液	酸枣仁、丹参、五味子	补心安神	失眠,头晕,健忘
	症状:失眠,多梦易醒,心悸健忘,头晕耳鸣,腰膝酸软,面色萎黄,舌质淡,舌苔薄白,脉细弱			
实证	同仁安神丸	朱砂、黄连、地黄、当归、甘草	清心养血,镇惊安神	胸中烦热,心悸不宁,失眠多梦
	泻肝安神丸	龙胆、黄芩、栀子(姜炙)、珍珠母、牡蛎、龙骨、柏子仁、炒酸枣仁、制远志、当归、地黄、麦冬、蒺藜(去刺盐炙)、茯苓、盐车前子、盐泽泻、甘草	清肝泻火,重镇安神	用于肝火亢盛,心神不宁所致的失眠多梦,心烦;神经衰弱症见上述症候者
	症状:失眠,心烦,头昏,口干,烦躁不安,易怒,小便黄,舌红,脉数			

8. 痹证类药

"痹",即闭阻不通之意。所谓痹证,指因风、寒、湿、热等外邪侵袭人体,闭阻经络,气血运行不畅所致的，以肌肉、筋骨、关节发生酸痛、麻木、重着、屈伸不利，甚或关节肿大、灼热等为主要临床表现的病症。

需要注意的是，痹证大多具有顽固性、反复性的特点，而且病情常常比较复杂，一般需在医院诊断治疗，在医师指导下用药。常用中成药：尪痹冲剂、小活络丸、木瓜丸、再造丸、天麻丸、豨莶丸、独活寄生丸、疏风定痛丸、追风活络丸。痹证辨证用药见表6-8。

表6-8 痹证辨证用药

药物名称	处方组成	功能	主治
木瓜丸	木瓜、当归、川芎、白芷、威灵仙、狗脊（制）、牛膝、鸡血藤、海风藤、人参、制川乌、制草乌	祛风散寒，除湿通络	用于风寒湿闭阻所致的痹病，症见关节疼痛，肿胀，屈伸不利，局部畏恶风寒，肢体麻木，腰膝酸软
小活络丸	胆南星、制川乌、制草乌、地龙、乳香（制）、没药（制）	祛风散寒，化痰除湿，活血止痛	用于风寒湿邪闭阻、痰瘀阻络所致的痹病，症见肢体关节疼痛，或冷痛，或刺痛，或疼痛夜甚，关节屈伸不利，麻木拘挛
复方小活和络丸	胆南星（制）、制川乌、制草乌、地龙、乳香（炒）、没药（炒）、当归、川芎、白芍、香附	舒筋活络，散风止痛	风寒湿痹，肢体疼痛，麻木拘挛
天麻丸	天麻、羌活、独活、盐杜仲、牛膝、粉萆薢、附子（黑顺片）、当归、地黄、玄参	祛风除湿，通络止痛，补益肝肾	肝肾不足，风湿瘀阻，肢体拘挛，手足麻木，腰腿酸痛
再造丸	蕲蛇肉、全蝎、地龙、炒僵蚕、醋山甲、豹骨（油炙）、人工麝香、水牛角浓缩粉、附子（附片）等	祛风化痰，活血通络	风痰阻络所致中风，症见口舌㖞斜，半身不遂，手足麻木，疼痛痉挛，言语謇涩
散寒活络丸	乌梢蛇、威灵仙、防风、荆芥、桂枝、制川乌、制草乌、土鳖虫、独活、羌活、地龙、香附	通风散寒，舒筋活络。	肩背疼痛，手足麻木，腰腿疼痛，行步困难

9. 胸痹证类药

胸痹是以胸部呈现发作性或持续性的闷痛，甚则胸痛彻背，气短，喘息不得卧为特征，与情志、劳伤、寒邪内侵、饮食不当、年老体弱等病因有关，分为气滞心胸、痰浊痹阻、寒凝血脉、心气不足、心脉瘀阻等类型。心痛发作时，应先通痹止痛、芳香开窍，心痛缓解后，宜用活血、豁痰、通阳理气的办法治疗。

芳香温通 可选用速效救心丸、冠心苏合丸、麝香保心丸、复方丹参片（滴丸）等。此类药芳香温辛，久服可耗伤阴津，不宜长期大量使用。

活血化瘀 可选用丹七片、丹参片、心可舒片、心脑康、山海丹、地奥心血康、脑心通、银杏叶制剂、愈风宁心片等。

益气养阴、扶正宁心 可选用滋心阴口服液、生脉颗粒、参芍片等。

胸痹辨证用药见表6-9。

表6-9 胸痹辨证用药

药物名称	处方组成	功能	主治
麝香保心丸	麝香、人参提取物、牛黄、肉桂、苏合香、蟾酥、冰片	芳香温通，益气强心	心肌缺血引起的心绞痛、胸闷及心肌梗死
复方丹参滴丸	丹参、三七、冰片	活血化瘀，理气止痛	胸中憋闷，心绞痛
银杏叶片	银杏叶提取物	活血化瘀，通脉舒络	血瘀引起的胸痹、中风。症见胸闷，心悸，舌强语謇，半身不遂等

药物名称	处方组成	功能	主治
心可舒片	丹参、葛根、三七、山楂、木香	活血化瘀，行气止痛	气滞血瘀型冠心病引起的胸闷、心绞痛、高血压、头晕、头痛、颈项疼痛及心律失常、高血脂等症
血府逐瘀胶囊	当归、生地黄、桃仁、红花、枳壳、赤芍、柴胡、甘草、桔梗、川芎、牛膝	活血逐瘀，行气止痛	瘀血内阻，头痛或胸痛，失眠多梦，心悸怔忡，急躁善怒
速效救心丸	川芎、冰片	行气活血，祛瘀止痛	心脉瘀阻，心阳不振引起的心前区疼痛、胸闷、憋气等病症
心痛宁滴丸	肉桂、川芎、香附	温经活血，理气止痛	胸痹心痛，遇寒发作，舌苔色白，有瘀斑者

10. 虚证类药

虚证是由脏腑及气血阴阳亏损所致的慢性虚弱性疾病的总称。虚证涉及的范围很广，几乎涉及西医学各个系统的疾病。根据临床表现的不同，中医将虚证分为气虚、血虚、阴虚、阳虚四大类。

气虚证 指机体活动能力不足的病证，特别是肺气虚、脾气虚最为常见。脾气虚则食欲不振、大便溏泄、脘腹虚胀、神倦乏力，甚至浮肿、脱肛；肺气虚则少气懒言、动则喘甚、易出虚汗。

阳虚证 包括心阳虚、脾阳虚、肾阳虚等证。肾阳虚的主要症状为畏寒肢冷、腰膝酸软或冷痛、阳痿早泄、宫冷不孕、白带清稀、夜尿增多、脉沉苔白等；心阳虚的主要症状为面色苍白、心悸、自汗、神倦嗜卧、心胸憋闷疼痛、形寒肢冷、舌淡或紫暗、脉细弱或沉迟；脾阳虚的主要症状为面色萎黄、食少、形寒、神倦乏力、少气懒言、大便溏泄、肠鸣腹痛、舌质淡、苔白、脉沉弱。

血虚证 表现为面色萎黄、唇舌色淡、指甲苍白、头晕眼花、心悸，以及妇女月经后期、量少、色淡，甚至经闭等。

阴虚证 多发生于热病后期及若干慢性疾病。常见的有肺阴虚、胃阴虚、肝阴虚、肾阴虚等。肺阴虚多见干咳少痰、咯血、虚热、口干舌燥等；胃阴虚多见舌绛、苔剥、咽干口渴，或不知饥饿，或胃中嘈杂、呕哕，或大便燥结等；肝阴虚多见两目干涩昏花、眩晕等；肾阴虚多见腰膝酸痛、手足心热、心烦失眠、遗精或潮热盗汗等。

虚证辨证用药见表6-10。

表6-10 虚证辨证用药

分类	药物名称	处方组成	功能	主治
补气	参苓白术散	人参、茯苓、麸炒白术、山药、炒白扁豆、莲子、炒薏苡仁、砂仁、桔梗、甘草	补脾胃，益肺气，补脾胃	脾胃虚弱，食少便溏，气短咳嗽，肢倦乏力
	人参健脾丸	人参、木香、茯苓、当归、陈皮、白术、山药、砂仁、黄芪、酸枣仁、远志	健脾益气，和胃止泻	脾胃虚弱引起的饮食不化，胃中嘈杂、恶心呕吐，腹痛便溏，不思饮食，体弱倦怠
	补中益气丸	炙黄芪、党参、炙甘草、炒白术、当归、升麻、柴胡、陈皮	补中益气，升阳举陷	用于脾胃虚弱，中气下陷之体倦乏力，食少腹胀，久泻、脱肛，子宫脱垂
	补益资生丸	人参、白术、茯苓、甘草、白扁豆、山药、南山楂、六神曲、麦芽、莲子、薏苡仁、芡实、泽泻、豆蔻、化橘红、广藿香、桔梗、黄连	滋阴补气，调养脾胃	脾胃虚弱引起的胸闷作呕，食欲不振，精神倦息，大便溏泄

分类	药物名称	处方组成	功能	主治
补血	归脾丸	党参、白术（炒）、黄芪（蜜炙）、甘草（蜜炙）、茯苓、远志（制）、酸枣仁（炒）、龙眼肉、当归、木香、大枣（去核）、生姜	益气健脾，养血安神	心脾两虚，气短心悸，失眠多梦，头昏头晕，肢倦乏力，食欲不振（不常用）
	人参归脾丸	人参、麸炒白术、茯苓、炙甘草、蜜炙黄芪、当归、木香、炙远志、龙眼肉、炒酸枣仁	益气补血，健脾养心	气血不足，心悸，失眠，食少乏力，面色萎黄，月经量少，色淡
气血双补	八珍丸	党参、白术、茯苓、甘草、当归、白芍、川芎、熟地黄	补气益血	气血两虚，面色萎黄，食欲不振，四肢乏力，月经量多等（不常用）
	八珍益母丸	党参、白术、茯苓、甘草、当归、白芍、川芎、熟地黄、益母草	益气养血，活血调经	气血两虚，症见面色萎黄，食欲不振，四肢乏力，月经量多等
	参茸卫生丸	人参、鹿茸、鹿角、肉苁蓉、杜仲、白术、党参、龙眼肉、熟地黄、香附、木香、砂仁等51味药	补血益气，兴奋精神	气血两亏，思虑过度所致的身体虚弱，精神不振，筋骨无力，腰膝酸痛，自汗盗汗，头昏眼花，妇女白带量多，腰疼腹痛
	乌鸡白凤丸	乌鸡（去毛爪肠）、鹿角胶、鳖甲、牡蛎、桑螵蛸、人参、黄芪、当归、白芍、香附、天冬、甘草、地黄、熟地黄、川芎、银柴胡、丹参、山药、芡实、鹿角霜	补气养血，调经止带	月经不调，行经腹痛，少腹冷痛，体弱乏力，腰酸腿软
	十全大补丸	党参、白术（炒）、茯苓、炙甘草、当归、川芎、白芍（酒炒）、熟地黄、炙黄芪、肉桂	温补气血	气血两虚，面色苍白，气短心悸，头晕自汗，体倦乏力，四肢不温，月经量多
补阴	六味地黄丸	熟地黄、山茱萸（制）、牡丹皮、山药、茯苓、泽泻	滋阴补肾	肾阴亏损，头晕耳鸣，腰膝酸软，骨蒸潮热，盗汗遗精，亦用于消渴证
	生脉饮	人参、麦冬、五味子	益气复脉，养阴生津	气阴两虚，心悸气短，脉微自汗
	左归丸	熟地黄、山药、山茱萸（制）、牛膝、茯苓、菟丝子、鹿角胶、龟甲胶、枸杞子	滋肾补阴	肾阴不足，腰膝酸软，盗汗，神疲口燥
	首乌丸	制何首乌、熟地黄、酒牛膝、桑椹、酒女贞子、墨旱莲、制桑叶、黑芝麻、酒蒸菟丝子、金樱子、盐补骨脂、制豨莶草、制金银花	补肝肾，强筋骨，乌须发	肝肾两虚，头晕目花，耳鸣，腰酸肢麻，须发早白，亦用于高脂血症
	二至丸	女贞子、墨旱莲	补益肝肾，滋阴止血	肝肾阴虚，眩晕耳鸣，咽干鼻燥，腰膝酸痛，月经量多（不常用）
	大补阴丸	熟地黄、知母（盐炒）、黄柏（盐炒）、龟甲（制）、猪脊髓	滋阴降火	阴虚火旺，潮热盗汗
	知柏地黄丸	知母、黄柏、熟地黄、山茱萸、山药、牡丹皮、茯苓、泽泻	滋阴降火	阴虚火旺而致的骨蒸劳热，虚烦盗汗，口干咽痛，腰酸背痛，耳鸣遗精，小便短赤
补阳	肾宝合剂	蛇床子、川芎、菟丝子、补骨脂、山药、茯苓、红参、淫羊藿、小茴香、五味子、胡芦巴、金樱子、白术、黄芪、当归、覆盆子、肉苁蓉、何首乌、车前子、熟地黄、甘草	调和阴阳，温阳补肾，扶正固本	腰腿酸痛，精神不振，夜尿频多，畏寒肢冷；妇女月经过多，白带清稀
	桂附地黄丸	肉桂、附子（制）、熟地黄、山茱萸（制）、牡丹皮、山药、茯苓、泽泻	温补肾阳	肾阳不足，腰膝酸冷，肢体浮肿，小便不利或反多，痰饮喘咳
	五苓散	茯苓、泽泻、猪苓、肉桂、炒白术	温阳化气，利湿行水	膀胱气化不利，水湿内聚引起的小便不利，水肿腹胀，呕逆泄泻，渴不思饮
	金匮肾气丸	地黄、山药、山茱萸、茯苓、牡丹皮、泽泻、桂枝、附子、牛膝、车前子	温补肾阳，化气行水	肾虚水肿，腰膝酸软，小便不利，畏寒肢冷
	右归丸	熟地黄、制附子、肉桂、山药、山茱萸、菟丝子、鹿角胶、枸杞子、当归、杜仲	温补肾阳，填精止遗	肾阳不足，命门火衰，腰膝酸冷，精神不振，怯寒畏冷，阳痿遗精，大便溏薄，尿频而清

11. 中风及中风后遗症

中风及中风后遗症辨证用药见表 6-11。

表 6-11 中风及中风后遗症辨证用药

药物名称	处方组成	功能	主治
紫雪散	石膏、寒水石、滑石、磁石、玄参、木香、沉香、升麻、甘草、丁香、芒硝（制）、硝石（精制）、水牛角浓缩粉、羚羊角、麝香、朱砂、金箔	清热解毒，止痉开窍	热邪炽盛，内陷心包所致热病高热烦躁，神昏谵语，惊风抽搐，斑疹吐衄，尿赤便秘。亦用于小儿热盛惊厥
安宫牛黄丸	牛黄、水牛角、麝香、珍珠、朱砂、雄黄、黄连、黄芩、栀子、郁金、冰片	清热解毒，镇惊开窍	热病，邪入心包，高热惊厥，神昏谵语；中风昏迷及小儿惊风等
局方至宝丸	水牛角浓缩粉、牛黄、玳瑁粉、琥珀粉、麝香、安息香、朱砂、雄黄、冰片	清热解毒，开窍镇惊	温病或中风内闭所致身热烦躁，痰盛气促，神昏谵语，惊厥抽搐，以及小儿急热惊风，小儿痘疹不出
苏合香丸	苏合香、安息香、冰片、水牛角浓缩粉、麝香、檀香、沉香、丁香、香附、木香、乳香、荜茇、白术、诃子肉、朱砂	芳香开窍，行气止痛	用于痰迷心窍所致的痰厥昏迷，中风偏瘫，肢体不利，以及中暑，心胃气痛
同仁牛黄清心丸	人工牛黄、羚羊角、人工麝香、人参、白术（麸炒）、当归、白芍、柴胡、干姜、阿胶、桔梗、水牛角浓缩粉等27味	益气养血，镇静安神，化痰熄风	气血不足，痰热上扰引起的胸中郁热，惊悸虚烦，头目眩晕，中风不语，口眼㖞斜，半身不遂，言语不清，神志昏迷，痰涎壅盛
牛黄清心丸（局方）	山药、人参、白术、茯苓、甘草、大枣、当归、白芍、川芎、麦冬、阿胶、苦杏仁、六神曲、大豆黄卷、桔梗、防风、柴胡、黄芩、白蔹、蒲黄、干姜、肉桂、牛黄、麝香、羚羊角、水牛角、冰片、雄黄、朱砂等29味药	清心化痰，镇惊祛风	神志混乱，言语不清，痰涎壅盛，头晕目眩，癫痫惊风，痰迷心窍，痰火痰厥
人参再造丸	人参、酒炙蕲蛇、广藿香、檀香、母丁香、玄参、细辛、醋香附、地龙、熟地黄、三七、醋乳香、朱砂、血竭、人工麝香、冰片等56味药	益气养血，祛风化痰，活血通络	气虚血瘀，风痰阻络所致的中风，症见口眼㖞斜，半身不遂，手足麻木，疼痛，拘挛，言语不清
华佗再造丸	当归、川芎、白芍、红花、红参、五味子、马钱子、南星、冰片等	活血化瘀，化痰通络，行气止痛	瘀血或痰湿闭阻经络之中风瘫痪，拘挛麻木，口眼㖞斜，言语不清等症
消栓再造丸	血竭、赤芍、没药（醋炙）、当归、牛膝、丹参、川芎、冰片、苏合香、安息香、朱砂等	活血化瘀，息风通络，补气养血	气虚血滞，风痰阻络引起的中风后遗症，症见肢体偏瘫，半身不遂，口眼㖞斜，言语障碍，胸中郁闷等症
再造丸	蕲蛇肉、全蝎、地龙、炒僵蚕、醋山甲、豹骨、人工麝香、水牛角浓缩粉、人工牛黄、醋龟甲、朱砂、天麻、防风、羌活、白芷、川芎、葛根、麻黄、肉桂、细辛、附子等	祛风化痰，活血通络	半身不遂，口舌㖞斜，手足麻木，疼痛痉挛，言语謇涩
同仁大活络丸	蕲蛇（酒制）、草乌（炙）、豹骨（制）、人工牛黄、乌梢蛇（酒制）、天麻、熟大黄、人工麝香、血竭、熟地黄、天南星（制）、水牛角浓缩粉等50味药	祛风，舒筋，活络，除湿	风寒湿痹引起的肢体疼痛，手足麻木，筋脉拘挛，中风瘫痪，口眼㖞斜，半身不遂，言语不清
大活络丸	蕲蛇、乌梢蛇、威灵仙、两头尖、麻黄、贯众、甘草、羌活、肉桂、广藿香、乌药、黄连、熟地黄、大黄、木香、沉香、细辛、赤芍、没药（制）、丁香、制草乌、天麻、全蝎、何首乌等共48味药	祛风止痛，除湿豁痰，舒筋活络	缺血性中风引起的偏瘫，风湿痹证（风湿性关节炎）引起的疼痛，筋脉拘急，腰腿疼痛，及跌打损伤引起的行走不便和胸痹心痛证

二、妇科用药

妇科辨证用药见表 6-12。

表 6-12　妇科辨证用药

分类	名称	处方组成	功能	主治
月经不调	逍遥丸	柴胡、当归、白芍、白术(炒)、茯苓、炙甘草、薄荷等	疏肝健脾,养血调经	肝气不舒所致月经不调,胸胁胀痛,头晕目眩,食欲减退
	益母草膏	益母草	活血调经	月经量少,产后腹痛
	复方益母草膏	益母草、当归、川芎、白芍、地黄、木香	调经养血 化瘀生新	用于血瘀气滞引起的月经不调,行经腹痛,量少色暗
	当归丸	黄芪、当归	补气养血,调经止痛	月经量少,月经提前或错后,经期下腹隐痛,见有头晕乏力
	定坤丹	人参、鹿茸、西红花、鸡血藤、三七、白芍、熟地黄、当归、白术、枸杞子、黄芩、茺蔚子、川芎、鹿角霜、阿胶、延胡索等	滋补气血,调经舒郁	月经不调,行经腹痛,崩漏下血,赤白带下,血虚,血晕,血脱,产后诸虚,骨蒸潮热
	香附丸	醋香附、当归、川芎、酒白芍、熟地黄、麸炒白术、砂仁、陈皮、黄芩	理气养血	气滞血虚,胸闷胁痛,经期腹痛,月经不调(不常用)
	乌鸡白凤丸	乌鸡(去毛爪肠)、鹿角胶、制鳖甲、煅牡蛎、桑螵蛸、人参、黄芪、当归、白芍、地黄、川芎、醋香附、天冬、甘草、山药、银柴胡、丹参、炒芡实、熟地黄、鹿角霜	补气养血,调经止带	气血两亏引起的月经不调,腰腿酸软,白带量多,行经腹痛,崩漏带下,少腹冷痛,体弱乏力,腰酸腿软,产后虚弱,阴虚盗汗
	七制香附丸	醋香附、鲜牛乳、地黄、茯苓、当归、熟地黄、川芎、麸炒白术、酒白芍、益母草、艾叶炭、黄芩、酒山茱萸、天冬、阿胶、炒酸枣仁、砂仁、醋延胡索、稻米、盐小茴香、人参、甘草、食盐	疏肝理气、调经养血	月经错后,胸胁胀痛,小腹冷痛,白带量多
	加味逍遥丸	牡丹皮、酒白芍、土炒白术、焦栀子、当归、薄荷、酒柴胡、茯苓、蜜炙甘草	疏肝清热,健脾养血	肝郁血虚,肝脾不和,两胁胀痛,头晕目眩,倦怠食少,月经不调,脐腹胀痛
	固经丸	制龟甲、炒白芍、酒黄芩、盐黄柏、炒椿皮、醋香附	滋阴清热,固经止带	阴虚血热,月经先期,经血量多,色紫黑,赤白带下
	宫泰颗粒	党参、白术、升麻、生地黄、白芍、女贞子、大蓟、小蓟、墨旱莲、茜草、生蒲黄、生槐米、山楂	益气养阴,滋肝健脾,补中提升,和血止血	气虚血瘀型、阴虚血瘀型、气阴两虚型、兼有瘀阻的月经过多症

月经不调是月经的周期、经量以及持续时间发生异常改变的一组妇科病的总称。临床常见的有月经先期、月经后期、月经先后不定期、月经过多、月经过少和经期延长等。月经不调按照证候表现的不同可以分为气血虚证、血热证、气滞证、血瘀证,用药时需要注意辨证选药

气血虚证　月经周期提前,月经后期,经期延长,月经量多,血色淡,质清稀。常伴有精神疲倦,肢体乏力,自汗,时有头晕眼花,舌苔薄白,舌质淡,脉细无力。宜选乌鸡白凤丸、八珍益母丸、当归丸、四物合剂等

血热证　月经周期提前,经期延长,月经量多,血色深红,血质稠,或有血块,伴有心烦性急,口渴喜饮,大便干燥或小便黄。若肝郁化热,心烦易怒,或饮食不振,带下量多,舌苔薄黄腻,脉滑数或弦数。宜选加味逍遥丸等

气滞证　月经周期错后,或先后不定,月经量少,经色暗红,或夹有血块,伴有胸脘满闷,小腹作胀,或有食欲不振,舌苔薄白,脉弦。宜选七制香附丸等

血瘀证　月经周期后错,经期延长,月经持续7天以上或半月以内淋漓不净,月经量少,经色紫黑,有血块,小腹或两侧小腹疼痛,或伴有经期头痛,舌苔薄白,舌质紫暗或有瘀斑、瘀点,脉沉涩或沉弦。宜选益母草膏等

续表

分类	名称	处方组成	功能	主治
带下	千金止带丸	白术、党参、小茴香、杜仲、当归、鸡冠花、椿根皮、川芎、牡蛎等	健脾补肾,调经止带	脾肾两虚所致的月经不调、带下病,症见月经先后不定期,量多色淡无块,或带下量多,色白清稀,神疲乏力,腰膝酸软
	妇科千金片	千斤拔、金樱根、穿心莲、功劳木、单面针、当归、鸡血藤、党参	清热除湿,益气化瘀	湿热瘀阻所致的带下病、腹痛,症见带下量多,色黄质稠,臭秽,小腹疼痛,腰骶酸痛,神疲乏力;慢性盆腔炎、子宫内膜炎、慢性宫颈炎见上述症候者亦可应用
	带下病表现为妇女阴道分泌物增多,色、质、气味异常			
痛经	艾附暖宫丸	艾叶(炭)、香附(醋制)、吴茱萸(制)、肉桂、当归、川芎、白芍(酒炒)、地黄、黄芪(蜜)、续断	暖宫调经	阳气不足,胞宫失于温煦而致的月经不调,经行腹痛,腰膝带下
	元胡止痛片	醋延胡索、白芷	理气,活血,止痛	气滞血瘀所致的行经腹痛,胃痛,胁痛、头痛
	妇女痛经丸	延胡索、五灵脂、丹参、蒲黄	活血,调经,止痛	用于气血凝滞所致的小腹胀疼,经期腹痛
	少腹逐瘀丸	当归、蒲黄、醋五灵脂、赤芍、盐小茴香、醋延胡索、炒没药、川芎、肉桂、炮姜	活血祛瘀,散寒止痛	血瘀有寒引起的月经不调,小腹胀痛,腰痛,带下
	痛经以经期或经行前后出现周期性下腹疼痛为主要症状,应辨证用药: 　气血瘀滞证　经前或经期小腹胀痛拒按,或伴乳房胀痛。经行量少不畅,色紫黑有块,块下痛减,舌质紫暗或有瘀点,脉沉弦或涩。宜选元胡止痛片、益母草膏、妇女痛经丸等 　寒湿凝滞证　经行小腹冷痛,得热则舒,经量少,色紫暗有块。伴形寒肢冷,小便清长。苔白,脉细或沉紧。宜选艾附暖宫丸、少腹逐瘀丸等 　气血亏虚证　经期或经后小腹隐痛喜按,经行量少质稀。形寒肢疲,头晕目花,心悸气短。舌质淡、苔薄,脉细弦。选药如当归丸、乌鸡白凤丸等			
其他	更年安片	地黄、泽泻、麦冬、熟地黄、玄参、茯苓、仙茅、磁石、牡丹皮、珍珠母、五味子、首乌藤、制何首乌、浮小麦、钩藤	滋阴清热,除烦安神	更年期出现的潮热汗出,眩晕,耳鸣,失眠,烦躁不安,血压不稳等症

三、儿科用药

儿科辨证用药见表 6-13。

表 6-13　儿科辨证用药

分类	名称	处方组成	功能	主治
感冒	小儿感冒颗粒	广藿香、菊花、连翘、大青叶、板蓝根、地黄、地骨皮、白薇、薄荷、石膏	疏风解表,清热解毒	小儿风热感冒,症见发热头胀痛,咳嗽痰黏,咽喉肿痛。流感见上述症候者亦可应用
	小儿热速清口服液	柴胡、葛根、金银花、连翘、板蓝根、黄芩、水牛角、大黄	清热,解毒,利咽	小儿风热感冒,发热头痛,咽喉红肿、鼻塞流黄涕,咳嗽,便秘
	金银花露	金银花	清热解毒	小儿痱毒,暑热口渴

分类	名称	处方组成	功能	主治
咳嗽	小儿清热止咳口服液	麻黄、石膏、苦杏仁、黄芩、板蓝根、北豆根、甘草	清热、宣肺、平喘、利咽	外感风热所致的感冒,症见发热恶寒,咳嗽痰盛,气粗喘息。口干音哑,咽喉肿痛
	小儿清热止咳丸	小儿清热止咳口服液原有处方上添加紫苏子、葶苈子、莱菔子、白前、胆南星、黄芩、大枣	清热、化痰、定喘	用于肺热咳嗽,痰多气喘
食积	小儿化食丸	焦六神曲、焦山楂、焦麦芽、焦槟榔、三棱、莪术、焦牵牛子、大黄	消食化滞、泻火通便	用于食滞化热所致的积滞,症见厌食、烦躁、恶心呕吐、口渴、脘腹胀满、大便干燥
泄泻	启脾丸	人参、白术(炒)、茯苓、甘草、陈皮、山药、炒莲子、炒山楂、炒六神曲、炒麦芽、泽泻	健脾和胃	脾胃虚弱,消化不良,腹胀便溏
遗尿	夜尿宁丸	肉桂、补骨脂、桑螵蛸、大青盐。	补肾散寒缩尿	小儿(3 周岁以上)尿床证
肠道寄生虫	蛲虫药膏	百部浸膏、甲紫	驱杀蛲虫	蛲虫病

四、五官科用药

五官科辨证用药见表 6-14。

表 6-14 五官科辨证用药

分类	名称	处方组成	功能	主治
鼻病	藿胆丸	藿香、猪胆	清热化浊、宣通鼻窍	风寒化热,胆火上攻所致鼻塞欠通,鼻渊头痛
	鼻窦炎口服液	辛夷、薄荷、柴胡、苍耳子、龙胆、荆芥、桔梗、白芷、川芎、黄芩、栀子、茯苓、川木通、黄芪	通利鼻窍	鼻塞不通,流黄稠涕,慢性鼻炎,鼻窦炎
耳鸣耳聋	龙胆泻肝丸	龙胆、柴胡、黄芩、栀子、泽泻、木通、炒车前子、酒当归、地黄、炙甘草	清肝胆、利湿热	肝胆湿热引起的头晕目赤,耳鸣耳聋,耳肿疼痛,胁痛口苦,尿赤涩痛,湿热带下
	耳聋左慈丸	煅磁石、熟地黄、制山茱萸、牡丹皮、山药、茯苓、泽泻、竹叶、柴胡	滋肾平肝	肝肾阴虚所引起的耳鸣耳聋,头晕目眩
口疮	桂林西瓜霜	西瓜霜、煅硼砂、黄柏、黄连、山豆根、射干、浙贝母、青黛、冰片、无患子果炭、大黄、黄芩、甘草、薄荷脑	清热解毒,消肿止痛	咽喉肿痛,口舌生疮,牙龈肿痛或出血、口疮;急、慢性咽喉炎,扁桃体炎,口腔炎,口腔溃疡见上述症候者亦可应用
	梅花点舌丸	牛黄、珍珠、麝香、制蟾酥、熊胆、雄黄、朱砂、硼砂、葶苈子、制乳香、制没药、血竭、沉香、冰片	清热解毒,消肿止痛	疔疮痈肿初起,咽喉、牙龈肿痛,口舌生疮
咽喉病	金果饮	地黄、玄参、麦冬、蝉衣、西青果、胖大海、南沙参、太子参、陈皮	养阴生津,清热利咽	急慢性咽炎
	银黄片	金银花提取物、黄芩提取物	清热解毒,消炎	上呼吸道感染,急性扁桃体炎,咽炎
	复方草珊瑚含片	肿节风浸膏、薄荷脑、薄荷素油	疏风清热,消肿止痛,清利咽喉	外感风热所致咽喉肿痛,声哑失声;急性咽喉炎属风热证者亦可应用
	清咽丸	桔梗、寒水石、薄荷、诃子(去核)、甘草、乌梅(去核)、青黛、硼砂(煅)、冰片	清热利咽,生津止渴	肺胃热盛所致的咽喉肿痛,声音嘶哑,口舌干燥,咽下不利

分类	名称	处方组成	功能	主治
咽喉病	清音丸	诃子肉、百药煎、葛根、甘草、川贝母、乌梅、茯苓、天花粉	清热利咽,生津润燥	肺热津亏,咽喉不利,口舌干燥,声哑失声
	穿心莲片	穿心莲	清热解毒	咽喉肿痛,口舌生疮
眼病	明目地黄丸	熟地黄、制山茱萸、牡丹皮、山药、茯苓、泽泻、枸杞子、菊花、当归、白芍、蒺藜、煅石决明	滋肾,养肝,明目	肝肾阴虚所引起的目涩畏光,视物模糊,迎风流泪
	杞菊地黄丸	枸杞子、菊花、熟地黄、山药、牡丹皮、制山茱萸、茯苓、泽泻	滋肾养肝	肝肾阴亏引起的眩晕耳鸣,羞明畏光、迎风流泪,视物昏花
	明目上清丸	黄连、大黄、桔梗、甘草、荆芥、栀子、生石膏、菊花、枳壳、黄芩、当归、连翘、蝉蜕、车前子、玄参、陈皮、薄荷、赤芍、蒺藜、天花粉、麦冬	清热散风,明目止痛	风热上犯目睛引起的眼红肿疼痛,目糊不清,羞明怕光等症(不常用)
	清心明目上清丸	黄连、黄芩、姜炙栀子、熟大黄、连翘、石膏、菊花、天花粉、薄荷、荆芥、蒺藜(去刺盐炙)、桔梗、赤芍、当归、麦冬、玄参、盐炙车前子、蝉蜕、陈皮、麸炒枳壳、甘草	清热散风,明目止痛	上焦火盛引起的暴发火眼,症见红肿痒痛,热泪昏花,云翳遮睛,头痛目眩,烦躁口渴,大便燥结

五、外科用药

外科辨证用药见表 6-15。

表 6-15　外科辨证用药

分类	名称	处方组成	功能	主治
烧烫伤	烧伤药膏	黄芩、黄柏、栀子、苦参、大黄、紫草、地榆、穿山甲、罂粟壳、冰片等	清热解毒,消肿止痛,生肌敛疮	火热毒邪灼伤肌肤而见伤处红肿灼痛难忍,或发燎浆水疱,溃烂流津,脂水浸渍。外用
	紫云膏	紫草、地榆、当归、冰片、黄蜡	清热解毒,去腐生肌	轻度水火烫伤,外用
	湿润烧伤膏	黄连、黄柏、黄芩、地龙、罂粟壳	清热解毒,止痛生肌	用于各种烧伤、灼伤
	京万红软膏	地榆、当归、桃仁、紫草、金银花、五倍子、白芷、血竭、木鳖子、冰片、罂粟壳等	活血消肿,祛瘀止痛,解毒排脓,去腐生肌	水、火、电灼烫伤,疮疡肿痛,皮肤损伤,创面溃烂等症。外用
	烧烫伤是指因燃烧物或灼热的液体、固体、气体及电流等直接作用于人体而引起的损伤。临床表现以伤处红肿灼痛,起水疱,结焦痂为主,重者常伴发热烦躁,口干尿黄,甚则神昏等特征			
虫蜇	风油精	薄荷脑、水杨酸甲酯、樟脑、桉油、丁香酚	清凉,止痛,祛风,止痒	伤风感冒引起的头痛,头晕,以及蚊虫叮咬,晕车等症。外用或口服(一次 4~6 滴,小儿酌减或遵医嘱)
	虫蜇是指被虫类叮咬,接触其毒液或虫体的粉毛等而引起的皮肤伤害疾病。临床以局部有丘疹、风团或斑点,瘙痒发热或疼痛为其特征			
疮疡	三黄膏	大黄、黄连、黄芩	清热解毒,消肿止痛	疮疡初起,红肿热痛及轻度烫伤。外用
	六应丸	丁香、蟾酥、雄黄、牛黄、珍珠、冰片	解毒,消肿,止痛	火毒内盛所致乳蛾,喉痹,疔痈疮疡,咽喉炎及虫咬等。饭后内服或外用
	梅花点舌丸	牛黄、珍珠、麝香、制蟾酥、熊胆、雄黄、朱砂、硼砂、葶苈子、制乳香、制没药、血竭、沉香、冰片	清热解毒,消肿止痛	疔疮痈肿初起,咽喉、牙龈肿痛,口舌生疮。口服或外用

分类	名称	处方组成	功能	主治
疮疡	如意金黄散	大黄、姜黄、黄柏、苍术、厚朴、陈皮、甘草、生天南星、白芷、天花粉	消肿止痛	用于疮疡肿痛,丹毒流注,跌打损伤。外用,不可内服
	小金丸	麝香、没药、乳香、枫香脂、制草乌、酒当归、地龙、香墨、五灵脂、木鳖子	散结消肿,化瘀止痛	阴疽初起,皮色不变,肿硬作痛,多发性脓肿、瘰疬、瘰疬、乳岩、乳癣。口服,孕妇禁用
	连翘败毒丸(北京方)	连翘、金银花、苦地丁、天花粉、甘草、白芷、防风、薄荷、荆芥穗、麻黄、柴胡、羌活、当归、赤芍、苦参、黄芩、黄柏、黄连、大黄	清热解毒,散风消肿	脏腑积热,风热湿毒引起的疮疡初起,红肿疼痛,憎寒发热,风湿疙瘩,遍身刺痒,大便秘结。口服
	西黄丸	牛黄、麝香、制乳香、制没药	清热解毒,和营消肿	痈疽疔毒,瘰疬,癌肿等。口服
	马应龙麝香痔疮膏	麝香、牛黄、珍珠、煅炉甘石、硼砂、冰片	清热解毒,活血化瘀,去腐生肌	用于各类痔疮,肛裂,湿疹等病症
	疮疡是各种致病因素侵袭人体后引起的体表化脓性疾患。常见的有疖、疔疮、痈、丹毒、疽、瘰疬等。疮疡分为阳证和阴证两种。阳证多发于浅表,初期有红、肿、热、痛,未成脓者易消,已成脓者则易溃,溃后脓汁少易收敛,容易治愈。治疗首选连翘败毒丸;外用如意金黄散。阴证疮形漫肿平坦,有的坚硬,有的软陷,不红不热,不痛或微痛,未成脓者难消,已成脓者难溃,溃后脓水清稀不易收口,病势较长。治疗药有西黄丸、小金丹等			

六、骨伤科用药

骨伤科辨证用药见表6-16。

表6-16　骨伤科辨证用药

名称	处方组成	功能	主治
三七片	三七	散瘀止血,消肿定痛	外伤出血,跌扑肿痛
红花油	白油、白樟油、桂叶油、桂醛、松节油、冬青油等	祛风散寒,活血化瘀	风湿骨痛,跌打扭伤,外感头痛,皮肤瘙痒。外用药,禁止内服。皮肤、黏膜破损者禁用
七厘散	血竭、制乳香、制没药、红花、儿茶、冰片、麝香、朱砂	化瘀消肿,止痛止血	跌打损伤,血瘀不散,皮肤青肿疼痛,外伤出血,闪腰岔气等症
云南白药	三七、雪上一枝蒿等	止血愈伤,活血化瘀,消肿止痛,排脓去毒	刀伤、枪伤,创伤出血及跌打损伤诸证;吐血、衄血、咳血;红肿毒疮;妇科一切血证;咽喉肿痛,急、慢性胃病,胃及十二指肠溃疡出血等
	[用法用量] 内服:刀枪跌打损伤,出血者用温开水调服;瘀血肿痛及未流血者用酒调服;妇科诸病,除月经过多、崩漏用温开水调服外,均可用酒调服。每次0.25~0.5g,每日4次。每隔4h1次,但每次最多不得超过0.5g 外用:出血性伤口,清创后取少许散于伤口,包扎。每次约0.1g 内服与外敷并用:外伤肿胀、口服散剂,另以散剂加酒调成糊状外敷;毒疮初起可内服外敷并用,但已化脓者只能内服 保险子用法:遇重证跌打损伤、枪伤,用酒送服一粒,但轻伤及其他病证勿用 [注意事项](1)孕妇忌服。(2)伴有严重心律失常的患者忌服。(3)服药一日之内,忌食鱼腥豆类、辛辣、酸冷食物。(4)若服药后感觉上腹不适,有烧心、恶心者,应减量或停用。(5)对本品有中毒、过敏史者忌服。(6)对过敏体质患者慎用		
伤湿止痛膏	生草乌、生川乌、乳香、没药、生马钱子、丁香、肉桂等	祛风湿,活血止痛	风湿痛,关节、肌肉痛,扭伤等

名称	处方组成	功能	主治
关节镇痛膏	辣椒、桂枝、肉桂、川乌、草乌、附子、细辛、姜黄、樟脑、薄荷脑等25味药	祛风散寒,除湿通络,活血止痛	风寒湿邪痹阻经络,症见关节疼痛,活动不利,关节肿胀等
跌打丸	三七、当归、白芍、赤芍、桃仁、红花、血竭、北刘寄奴、烫骨碎补、续断等	活血散瘀,消肿止痛	跌打损伤,瘀血肿痛,闪腰岔气
活血止痛散	当归、冰片、土鳖虫、煅自然铜、制乳香、三七	活血散瘀,消肿止痛	跌打损伤,外伤瘀血,青肿疼痛,闪腰岔气等症
颈复康颗粒	黄芪、党参、白芍、桃仁、生地黄、红花、地龙、葛根、穿山甲、威灵仙、丹参、王不留行、乳香、没药等	活血通络,散风止痛	风湿瘀阻所致的颈椎病,症见头晕、颈项僵硬、肩背酸痛、手臂麻木
回生第一丹胶囊	当归、血竭、土鳖虫、自然铜、制乳香、麝香、朱砂	活血散瘀,消肿止痛	跌打损伤,闪腰岔气,伤筋动骨,皮肤青肿,血瘀疼痛等症
三七伤药片	三七、制草乌、雪上一枝蒿、冰片、骨碎补、红花、接骨木、赤芍	舒筋活血,散瘀止痛	急、慢性扭挫伤,关节痛,神经痛,肢体酸痛,跌打损伤等症

七、皮肤科用药

皮肤科用药多见手足癣及皲裂,以及尿布性皮炎等。中医认为主要是因风、湿、热蕴阻肌肤,或血瘀生风化燥,皮肤失养,或湿热下注,生成湿癣所致。辨证用药有内服及外用两类,见表6-17。

表6-17 皮肤科辨证用药

名称	处方组成	功能	主治
脚气散	荆芥、白芷、枯矾	燥湿,止痒	脚癣所致的趾间糜烂,刺痒难忍。外用
松花散	松花粉	燥湿收敛	湿疹、尿布性皮炎。外用,不可内服
二妙丸	炒苍术、炒黄柏	燥湿清热	湿热下注,足膝红肿热痛,下肢丹毒,白带,阴囊湿痒
愈裂贴膏	白及、尿囊素	生肌止痛	手足皲裂。外用
当归苦参丸	当归、苦参	凉血,祛湿	血燥湿热引起的头面生疮,粉刺疙瘩,湿疹刺痒,酒糟鼻赤
防风通圣丸	防风、荆芥穗、薄荷、麻黄、大黄、芒硝、栀子、滑石、桔梗、石膏、川芎、当归、白芍、黄芩、连翘、甘草、白术(炒)	解表通里,清热解毒	外寒内热,表里俱实,恶寒壮热,头痛咽干,小便短赤,大便秘结,瘰疬初起,风疹湿疮

【试题演练】

一、判断题(判断下列各题观点的正误,正确的打√,错误的打×)

1. 服用香砂养胃丸期间,忌食生冷油腻食物。( )

2. 胃部灼热、隐隐作痛、口干舌燥者不宜服用香砂养胃丸。( )

3. 脾胃阴虚的胃脘痛不宜使用左金丸。( )

4. 孕妇忌服保和丸。( )

5. 香砂枳术丸的处方组成不包括香附。( )

6. 银杏叶片具有活血化瘀、通脉舒络作用,但孕妇及心力衰竭者慎用。( )

7. 大补阴丸不是孕妇慎用药。( )

8. 孕妇及小儿忌服肾宝合剂。( )

9. 青春期少女及更年期妇女应在医师指导下服用益母草膏。（　　）

10. 小儿在服用启脾丸期间应忌食生冷、辛辣食物，并节制饮食，不要偏食。（　　）

11. 清咽丸因具有清热利咽的作用，所以风寒音哑者慎用。（　　）

12. 银黄片中含有药性寒凉的黄芩和金银花，故脾气虚寒便溏者慎用。（　　）

13. 如意金黄散属于外用散剂，因含毒性中药生天南星，所以只可外用，不可内服。（　　）

14. 小金丸中含有麝香、木鳖子等药，孕妇禁服。（　　）

15. 糖尿病患者不宜服用养阴清肺膏。（　　）

二、单项选择题（下列各题备选项中，只有一个正确答案）

1. 补气养血，调经止带是下列哪个药的功能（　　　）。
   A. 艾附暖宫丸　　　B. 千金止带丸　　　　C. 乌鸡白凤丸　　　　D. 加味逍遥丸

2. 治疗心气虚寒引起的心悸易惊，失眠多梦，健忘等宜选用（　　　）。
   A. 柏子养心丸　　　B. 天王补心丸　　　　C. 朱砂安神丸　　　　D. 人参归脾丸

3. 外寒内热，表里俱实，恶寒壮热，头痛咽干，小便短赤，大便秘结，瘰疬初起，风疹湿疮宜选用（　　　）。
   A. 牛黄解毒丸　　　B. 小金丸　　　　C. 当归苦参丸　　　　D. 防风通圣丸

4. 云南白药散每隔4h服药1次，但每次最多不得超过（　　　）。
   A. 0.1g　　　　　　B. 0.5g　　　　　　C. 1.0g　　　　　　D. 1.5g

5. 既可饭后内服，也可外用，治疗火毒内盛所致乳蛾、喉痹、疔痈疮疡、咽喉炎及虫咬等的药是（　　　）。
   A. 六应丸　　　　　B. 风油精　　　　　C. 紫云膏　　　　　D. 如意金黄散

6. 下列不属于"凉开三宝"的是（　　　）。
   A. 安宫牛黄丸　　　B. 苏合香丸　　　　C. 至宝丹　　　　D. 紫雪散

7. 下列用于治疗胸中瘀血证的是（　　　）。
   A. 保和丸　　　B. 百合固金丸　　　C. 少腹逐瘀胶囊　　　D. 血府逐瘀胶囊

8. 下列能益气生津、敛阴止汗的中成药是（　　　）。
   A. 人参健脾丸　　　B. 玉屏风口服液　　　　C. 生脉饮　　　　D. 四神丸

9. 加味逍遥散是在逍遥散处方组成基础上增加了（　　　）。
   A. 牡丹皮与栀子　　　B. 牡丹皮与生地黄　　　C. 栀子与黄芩　　　D. 半夏与熟地黄

10. 下列能气血双补的中成药是（　　　）。
    A. 参苓白术散　　　B. 补中益气丸　　　C. 六味地黄丸　　　D. 归脾丸

11. 玉屏风口服液的方药组成有（　　　）。
    A. 人参、麦冬、五味子　　　　　B. 银花、黄芩、连翘
    C. 黄芪、当归　　　　　　　　　D. 黄芪、防风、白术

12. 川芎茶调丸的正确用法是（　　　）。
    A. 饭前温水送服　　　　　　　　B. 饭后温水送服
    C. 清晨温水送服　　　　　　　　D. 饭后清茶送服

13. 双黄连颗粒的功能是（　　　）。
    A. 辛温解表，疏风散寒　　　　　B. 疏风止痛，散寒解表
    C. 辛凉解表，清热解毒　　　　　D. 发汗解表，理气止痛

14. 阴虚肺燥，咽喉干痛、干咳少痰或痰中带血，可服用（　　）。
　　A. 养阴清肺膏　　　　B. 半夏露　　　　　C. 急支糖浆　　　　D. 通宣理肺丸

15. 养阴清肺膏的功能是（　　）。
　　A. 止咳化痰，温肺散寒　　　　　　B. 清热化痰，宣肺止咳
　　C. 养阴润燥，清肺利咽　　　　　　D. 燥湿化痰，理气和中

16. 小建中合剂的功能是（　　）。
　　A. 温中补虚，缓急止痛　　　　　　B. 理气消胀，和胃止痛
　　C. 消食，导滞，和胃　　　　　　　D. 健脾消食，行气化滞

17. 保和丸的功能是（　　）。
　　A. 消食、导滞、和胃　　　　　　　B. 理气消胀，和胃止痛
　　C. 健脾消食，行气化滞　　　　　　D. 调和肝脾，健胃理气

18. 保和丸主要治疗（　　）。
　　A. 脘腹胀气，嗳气则舒，或痛或呕吐
　　B. 胃脘胀痛，连及胁肋，嗳气，大便不畅
　　C. 食积停滞，脘腹胀满，嗳腐吞酸，不欲饮食
　　D. 虚劳里急，腹中时痛，得温得按则痛减

19. 天王补心丸的功能是（　　）。
　　A. 重镇安神　　　　　　　　　　　B. 滋阴养血，补心安神
　　C. 补气、养血、安神　　　　　　　D. 平肝潜阳，补血安神

20. 缺血性胸闷、心绞痛、心肌梗死可服用（　　）。
　　A. 平肝丸　　　　　B. 夏枯草膏　　　　C. 牛黄清心丸　　　D. 麝香保心丸

21. 麝香保心丸的功能是（　　）。
　　A. 活血化瘀　　　　B. 温通经脉　　　　C. 益气温经　　　　D. 芳香温通，益气强心

22. 腰腿酸痛，精神不振，夜尿频多，畏寒肢冷可以服用（　　）。
　　A. 肾宝合剂　　　　B. 六味地黄丸　　　C. 大补阴丸　　　　D. 天王补心丸

23. 云南白药用量不正确的是（　　）。
　　A. 每次 0.25～0.5g；每日 4 次
　　B. 每隔 4h 一次，每次最多不超过 0.5g
　　C. 外伤出血，可加少许散剂于伤口，每次约 0.4g
　　D. 伤重者可以多服，剂量加倍

24. 大补阴丸的功能是（　　）。
　　A. 滋阴补肾　　　　B. 滋阴降火　　　　C. 滋阴潜阳　　　　D. 滋阴补血

25. 大补阴丸主要治疗（　　）。
　　A. 阴虚火旺，潮热盗汗，咳嗽咯血，耳鸣遗精
　　B. 缺血性胸闷、心绞痛、心肌梗死
　　C. 心阴不足引起的心悸健忘，失眠多梦
　　D. 阴虚肺燥，咽喉干痛、干咳少痰或痰中带血

26. 二妙丸的功能是（　　）。
　　A. 燥湿清热　　　　B. 渗湿利水　　　　C. 芳香化湿　　　　D. 健脾利湿

27. 启脾丸可以治疗（　　）。

A. 小儿脾胃虚弱，消化不良，腹胀便溏

B. 小儿胃热停食，肚腹胀满，恶心呕吐

C. 小儿停食着凉，发热头痛，呕吐，不思饮食

D. 小儿食积停滞，脘腹作胀，嗳腐吞酸，饮食不振

28. 云南白药不能治疗（　　）。

    A. 外伤出血，跌打损伤　　　　　　　B. 吐血、咯血

    C. 妇科一切出血症及内脏出血等　　　D. 脑出血

29. 清音丸使用时要注意（　　）。

    A. 乳蛾初期者慎用　　　　　　　　　B. 风热喑哑者慎用

    C. 风寒喑哑者慎用　　　　　　　　　D. 喉痈初期者慎用

30. 清音丸的功能是（　　）。

    A. 清热利咽　　　　B. 消肿止痛　　　　C. 化腐生肌　　　　D. 清火解毒

31. 杞菊地黄丸可以治疗（　　）。

    A. 肝肾阴虚引起的眩晕耳鸣，羞明畏光，迎风落泪，视物昏花

    B. 外感风热引起的暴发火眼，目赤肿痛

    C. 上焦火盛引起的暴发火眼，红肿痛痒热泪昏花

    D. 风热上犯目睛引起的眼红肿疼痛、目糊不清、羞明怕光等症

32. 杞菊地黄丸功能是（　　）。

    A. 疏肝理气　　　　B. 泻火解毒　　　　C. 滋养肝肾　　　　D. 清热泻火

33. 人参健脾丸的主治病症是（　　）。

    A. 湿热内蕴、气滞血瘀所致的胃痛，饱胀，反酸，恶心，呕吐等症

    B. 胸脘痞闷，腹中胀满，饮食停滞，嗳气吞酸

    C. 气食郁滞所致的胃痛，脘腹胀痛、倒饱嘈杂、纳呆食少、大便不调

    D. 饮食不化、脘闷嘈杂、恶心呕吐、腹痛便溏、不思饮食、体弱倦怠

34. 人参健脾丸的功能是（　　）。

    A. 补脾胃，益肺气　　　　　　　　　B. 健脾益气，和胃止泻

    C. 补中益气，升阳举陷　　　　　　　D. 滋阴补气，调养脾胃

35. 肝郁血虚，肝脾不和，两胁胀痛，头晕目眩，倦怠食少，月经不调应选用的中成药
是（　　）。

    A. 加味逍遥丸　　　B. 舒肝和胃丸　　　C. 乌鸡白凤丸　　　D. 定坤丹

36. 慢性胃炎，饮食生冷或受寒后痛甚可以服用（　　）。

    A. 胃气止痛丸　　　B. 摩罗丹　　　　　C. 养胃舒颗粒　　　D. 温胃舒颗粒

37. 具有滋阴养胃功能的中成药是（　　）。

    A. 三九胃泰胶囊　　B. 舒肝和胃丸　　　C. 养胃舒颗粒　　　D. 胃苏颗粒

38. 具有理气解郁，宽中除满功能的中成药是（　　）。

    A. 加味保和丸　　　B. 越鞠丸　　　　　C. 健胃消食片　　　D. 香砂枳术丸

39. 具有活血化瘀，通脉舒络功能的中成药是（　　）。

    A. 银杏叶片　　　　B. 心可舒片　　　　C. 速效救心丸　　　D. 复方丹参滴丸

40. 五苓散的功能是（　　）。

A. 温补肾阳，填精止遗   B. 温阳化气，利湿行水

C. 益气健脾行水   D. 利水消肿，理气健脾

41. 气血亏虚面色萎黄，食欲不振，四肢无力，月经过多不可以服用（   ）。

 A. 归脾丸   B. 生脉口服液   C. 八珍丸   D. 十全大补丸

42. 月经错后，胸胁胀痛、小腹冷痛、白带量多时可选用的中成药是（   ）。

 A. 乌鸡白凤丸   B. 定坤丹   C. 益母草膏   D. 七制香附丸

43. 具有疏肝解郁，调经养血功能的中成药是（   ）。

 A. 七制香附丸   B. 加味逍遥丸   C. 固经丸   D. 香附丸

44. 防风通圣丸的功能是（   ）。

 A. 辛凉解表，清热解毒   B. 解表通里，清热解毒

 C. 消肿止痛，养血祛风   D. 祛风止痒，消斑化瘀

45. 胸脘痞闷，腹中胀满，饮食停滞，嗳气吞酸可选用的中成药是（   ）。

 A. 七制香附丸   B. 越鞠丸   C. 逍遥丸   D. 小建中合剂

46. 具有健脾开胃，行气消痞功能的中成药是（   ）。

 A. 三九胃泰胶囊   B. 胃苏颗粒   C. 人参健脾丸   D. 香砂枳术丸

47. 苏子降气丸的功效是（   ）。

 A. 降气化痰，温肾纳气   B. 燥湿化痰，理气和胃

 C. 润肺定喘，祛痰止咳   D. 清肺，化痰，止咳

48. 小金丸的功能是（   ）。

 A. 散结消肿，化瘀止痛   B. 消炎生肌，疏风止痛

 C. 消肿止痛，活血止血   D. 消斑化瘀，祛风止痒

49. 阴虚火旺而致的骨蒸劳热、虚烦盗汗、口干咽痛、腰酸背痛、耳鸣遗精、小便短赤应选用（   ）。

 A. 桂附地黄丸   B. 知柏地黄丸   C. 桂附理中丸   D. 杞菊地黄丸

50. 百合固金丸的功能是（   ）。

 A. 养阴润肺，化痰止咳   B. 养阴润燥，清肺利咽

 C. 清热利咽，生津止渴   D. 清热解毒，凉血利咽

【实践技能】

一、辨证荐药

根据临床症状表现进行辨证并推荐适宜的中成药

症状一：面色苍白，体倦乏力，腰膝酸软，月经不调，崩漏带下。

症状二：怕冷发热，头痛、头胀，呕吐腹泻，食欲不振，口淡无味，身体倦怠。

症状三：发热较重，怕冷较轻，有汗或无汗头痛，鼻流黄涕，咳嗽痰黄，咽痛口渴。

症状四：食积停滞，脘腹胀满，嗳腐吞酸，不欲饮食。

症状五：怕冷较重，发热较轻，无汗头痛，身痛，鼻塞流涕，咳嗽痰稀等。

症状六：心气虚寒，心悸易惊，失眠多梦，健忘等。

症状七：心阴不足，心悸健忘，失眠多梦，大便干燥。

症状八：发病快，病情重，高热，寒战，头痛剧烈，肢体酸痛，疲倦乏力。

参考答案：

症状一：

辨证：气血两虚证

治法：补气养血，调经止带

推荐药：乌鸡白凤丸

症状二：

辨证：暑湿感冒

治法：解表祛暑，化湿和中

推荐药：藿香正气口服液

症状三：

辨证：风热感冒

治法：辛凉解表，清热解毒

推荐药：银翘解毒片

症状四：

辨证：饮食停滞

治法：消食，导滞，和胃

推荐药：保和丸

症状五：

辨证：风寒感冒

治法：疏风散寒，解表清热

推荐药：感冒清热颗粒

症状六：

辨证：心气虚寒不寐

治法：补气，养血，安神

推荐药：柏子养心丸

症状七：

辨证：心阴虚不寐

治法：滋阴养血，补心安神

推荐药：天王补心丸

症状八：

辨证：热邪炽盛

治法：清热解毒，止痉

推荐药：清开灵口服液

二、用药指导

（1）说出下列中成药的功效和主治

川芎茶调丸	麝香保心丸	玉屏风口服液	小建中合剂	银翘解毒片
杞菊地黄丸	天王补心丸	肾宝合剂	乌鸡白凤丸	藿香正气口服液
启脾丸	保和丸	双黄连颗粒	通宣理肺丸	十滴水软胶囊
胃苏颗粒	柏子养心丸	木瓜丸	云南白药	清咽丸

大补阴丸	养阴清肺丸	二妙丸	六味地黄丸	生脉饮
六一散	刺五加片	十全大补丸	银黄片	人参健脾丸
逍遥丸	益母草膏	小儿感冒颗粒	参苓白术散	补中益气丸
百合固金丸	养胃舒颗粒	越鞠丸	八珍益母丸	加味逍遥丸
银杏叶片	知柏地黄丸	五苓散	七制香附丸	香砂养胃丸
小金丸	防风通圣丸	活血止痛散	金果饮	急支糖浆
明目地黄丸	龙胆泻肝丸	三七片	如意金黄散	
安宫牛黄丸	艾附暖宫丸	当归龙荟丸	川贝枇杷糖浆	
半夏露	枳术丸	左金丸	大山楂丸	

（2）说出下列中成药的处方组成

双黄连颗粒	生脉饮	三黄膏	小活络丸	七厘散
六味地黄丸	二妙丸	牛黄解毒片	大补阴丸	八珍益母丸
香砂枳术丸	补中益气丸	桂附地黄丸	养阴清肺丸	知柏地黄丸

（3）说出下列中成药的使用注意事项

启脾丸	再造丸	苏子降气丸
十滴水软胶囊	如意金黄散	小金丸
肾宝合剂	疏风定痛丸	安宫牛黄丸
清咽丸	益母草膏	

（4）说明下列中成药的用法用量

麝香保心丸	复方草珊瑚含片	小儿感冒颗粒	玉屏风口服液	云南白药散

参考答案：

（1）说出下列中成药的功效和主治

中成药	功效	主治
川芎茶调丸	疏风止痛	用于外感风邪所致的头痛，或有恶寒、发热、鼻塞
杞菊地黄丸	滋肾养肝	用于肝肾阴亏，眩晕耳鸣，羞明畏光，迎风流泪，视物昏花
启脾丸	健脾和胃	用于脾胃虚弱，消化不良，腹胀便溏
胃苏颗粒	理气消胀，和胃止痛	主治气滞型胃脘痛，症见胃脘胀痛，窜及两胁，得嗳气或矢气则舒，情绪郁怒则加重，胸闷食少，排便不畅，舌苔薄白，脉弦；慢性胃炎及消化性溃疡见上述证候者亦可应用
大补阴丸	滋阴降火	用于阴虚火旺，潮热盗汗，咳嗽咯血，耳鸣遗精
六一散	清暑利湿	用于感受暑湿所致的发热、身倦、口渴、泄泻、小便黄少；外用治痱子
逍遥丸	疏肝健脾，养血调经	用于肝郁脾虚所致的郁闷不舒、胸胁胀痛、头晕目眩、食欲减退、月经不调
百合固金丸	养阴润肺，化痰止咳	用于肺肾阴虚，燥咳少痰，痰中带血，咽干喉痛
银杏叶片	活血化瘀，通络	用于瘀血阻络引起的胸痹心痛、中风、半身不遂、舌强语謇；冠心病稳定型心绞痛、脑梗死见上述证候者亦可应用
小金丸	散结消肿，化瘀止痛	用于痰气凝滞所致的瘰疬、瘿瘤、乳岩、乳癖，症见肌肤或肌肤下肿块一处或数处、推之能动，或骨及骨关节肿大、皮色不变、肿硬作痛
明目地黄丸	滋肾养肝，明目	用于肝肾阴虚，目涩畏光，视物模糊，迎风流泪
安宫牛黄丸	清热解毒，镇惊开窍	用于热病，邪入心包，高热惊厥，神昏谵语；中风昏迷及脑炎、脑膜炎、中毒性脑病、脑出血、败血症见上述证候者亦可应用
半夏露	止咳化痰，温肺散寒	用于咳嗽多痰及支气管炎（不常用）
麝香保心丸	芳香温通，益气强心	用于气滞血瘀所致的胸痹，症见心前区疼痛、固定不移；心肌缺血所致的心绞痛、心肌梗死见上述证候者亦可应用

中成药	功效	主治
天王补心丸	滋阴养血,补心安神	用于心阴不足,心悸健忘,失眠多梦,大便干燥
保和丸	消食导滞,和胃	用于食积停滞,脘腹胀满,嗳腐吞酸,不欲饮食
柏子养心丸	补气养血,安神	用于心气虚寒,心悸易惊,失眠多梦,健忘
养阴清肺丸	养阴润燥,清肺利咽	用于阴虚肺热,咽喉干痛,干咳少痰或痰中带血
刺五加片	益气健脾,补肾安神	用于脾肾阳虚,体虚乏力,食欲不振,腰膝酸痛,失眠多梦
益母草膏	活血调经	用于血瘀所致的月经不调、产后恶露不绝,症见月经量少、淋漓不净、产后出血时间过长;产后子宫复旧不全见上述证候者亦可应用
养胃舒颗粒	滋阴养胃	用于慢性胃炎,胃脘灼热,隐隐作痛
知柏地黄丸	滋阴降火	用于阴虚火旺,潮热盗汗,口干咽痛,耳鸣遗精,小便短赤
防风通圣丸	解表通里,清热解毒	用于外寒内热,表里俱实,恶寒壮热,头痛咽干,小便短赤,大便秘结,瘰疬初起,风疹湿疮
龙胆泻肝丸	清肝胆,利湿热	用于肝胆湿热,头晕目赤,耳鸣耳聋,耳肿疼痛,胁痛口苦,尿赤涩痛,湿热带下
艾附暖宫丸	理气养血,暖宫调经	用于血虚气滞、下焦虚寒所致的月经不调、痛经,症见行经后错、经量少、有血块、小腹疼痛,经行小腹冷痛喜热,腰膝酸痛
枳术丸	健脾消食,行气化湿	用于脾胃虚弱,食少不化,脘腹痞满
玉屏风口服液	益气固表,止汗	用于表虚不固,自汗恶风,面色㿠白,或体虚易感风邪者
肾宝合剂	温补肾阳,固精益气	用于肾阳亏虚、精气不足所致的阳痿遗精、腰腿酸痛、精神不振、夜尿频多、畏寒怕冷、月经过多,白带清稀
双黄连颗粒	疏风解表,清热解毒	用于外感风热所致的感冒,症见发热、咳嗽、咽痛
木瓜丸	祛风散寒,除湿通络	用于风寒湿闭阻所致的痹病,症见关节疼痛、肿胀、屈伸不利、局部畏恶风寒、肢体麻木、腰膝酸软
二妙丸	燥湿清热	用于湿热下注,足膝红肿热痛,下肢丹毒,白带,阴囊湿痒
十全大补丸	温补气血	用于气血两虚,面色苍白,气短心悸,头晕自汗,体倦乏力,四肢不温,月经量多
小儿感冒颗粒	疏风解表,清热解毒	用于小儿风热感冒,症见发热重、头胀痛、咳嗽痰黏、咽喉肿痛;流感见上述证候者亦可应用
越鞠丸	理气解郁,宽中除满	用于胸脘痞闷,腹中胀满,饮食停滞,嗳气吞酸
五苓散	温阳化气,利湿行水	用于阳不化气、水湿内停所致的水肿,症见小便不利、水肿腹胀、呕逆泄泻、渴不思饮
活血止痛散	活血散瘀,消肿止痛	用于跌打损伤,瘀血肿痛
三七片	散瘀止血,消肿定痛	用于外伤出血,跌扑肿痛
当归龙荟丸	泻火通便	用于肝胆火旺,心烦不宁,头晕目眩,耳鸣耳聋,胁肋疼痛,脘腹胀痛,大便秘结
小建中合剂	温中补虚,缓急止痛	用于脾胃虚寒,脘腹疼痛,喜温喜按,嘈杂吞酸,食少;胃及十二指肠溃疡见上述证候者亦可应用
乌鸡白凤丸	补气养血,调经止带	用于气血两虚,身体瘦弱,腰膝酸软,月经不调,崩漏带下
通宣理肺丸	解表散寒,宣肺止嗽	用于风寒束表、肺气不宣所致的感冒咳嗽,症见发热、恶寒、咳嗽、鼻塞流涕、头痛、无汗、肢体酸痛
云南白药	化瘀止血,活血止痛,解毒消肿	用于跌打损伤,瘀血肿痛,吐血、咳血、便血、痔血、崩漏下血,手术出血,疮疡肿毒及软组织挫伤,闭合性骨折,支气管扩张及肺结核咳血,溃疡病出血,以及皮肤感染性疾病
左金丸	泻火疏肝,和胃止痛	用于肝火犯胃,脘胁疼痛,口苦嘈杂,呕吐酸水,不喜热饮
六味地黄丸	滋阴补肾	用于肾阴亏损,头晕耳鸣,腰膝酸软,骨蒸潮热,盗汗遗精,消渴
银黄片	清热疏风,利咽解毒	用于外感风热、肺胃热盛所致的咽干、咽痛、喉核肿大、口渴、发热;急慢性扁桃体炎、急慢性咽炎、上呼吸道感染见上述证候者亦可应用
参苓白术散	补脾胃,益肺气	用于脾胃虚弱,食少便溏,气短咳嗽,肢倦乏力
八珍益母丸	益气养血,活血调经	用于气血两虚兼有血瘀所致的月经不调,症见月经周期错后、行经量少、淋漓不净、精神不振、肢体乏力
七制香附丸	疏肝理气,养血调经	用于气滞血虚所致的痛经、月经量少、闭经,症见胸胁胀痛、经行量少、行经小腹胀痛、经前双乳胀痛、经水数月不行
金果饮	养阴生津,清热利咽	用于肺热阴伤所致的咽部红肿、咽痛、口干咽燥;急、慢性咽炎见上述证候者亦可应用,亦可用于放疗引起的咽干不适

中成药	功效	主治
如意金黄散	清热解毒,消肿止痛	用于热毒瘀滞肌肤所致疮疡肿痛、丹毒流注,症见肌肤红、肿、热、痛,亦可用于跌打损伤
川贝枇杷糖浆	清热宣肺,化痰止咳	用于风热犯肺,痰热内阻所致的咳嗽痰黄或咯痰不爽、咽喉肿痛、胸闷胀痛;感冒、支气管炎见上述证候者亦可应用
银翘解毒片	疏风解表,清热解毒	用于风热感冒,症见发热头痛、咳嗽口干、咽喉疼痛
藿香正气口服液	解表化湿,理气和中	用于外感风寒、内伤湿滞或夏伤暑湿所致的感冒,症见头痛昏重、胸膈痞闷、脘腹胀痛、呕吐泄泻;胃肠型感冒见上述证候者亦可应用
十滴水软胶囊	健胃祛暑	用于因中暑而引起的头晕、恶心、腹痛、胃肠不适
清咽丸	清热利咽,生津止渴	用于肺胃热盛所致的咽喉肿痛、声音嘶哑、口舌干燥、咽下不利
大山楂丸	开胃消食	用于食积内停所致的食欲不振、消化不良、脘腹胀闷
生脉饮	益气复脉,养阴生津	用于气阴两亏,心悸气短、脉微自汗
人参健脾丸	健脾益气,和胃止泻	用于脾胃虚弱所致的饮食不化、脘闷嘈杂、恶心呕吐、腹痛便溏、不思饮食、体弱倦怠
补中益气丸	补中益气,升阳举陷	用于脾胃虚弱、中气下陷所致的泄泻、脱肛、阴挺,症见体倦乏力、食少腹胀、便溏久泻、肛门下坠或脱肛、子宫脱垂
加味逍遥丸	舒肝清热,健脾养血	用于肝郁血虚,肝脾不和,两胁胀痛,头晕目眩,倦怠食少,月经不调,脐腹胀痛
香砂养胃丸	温中和胃	用于胃阳不足、湿阻气滞所致的胃痛、痞满,症见胃痛隐隐、脘闷不舒、呕吐酸水、嘈杂不适、不思饮食、四肢倦怠
急支糖浆	清热化痰,宣肺止咳	用于外感风热所致的咳嗽,症见发热、恶寒、胸膈满闷、咳嗽咽痛;急性支气管炎、慢性支气管炎急性发作见上述证候者亦可应用

（2）说出下列中成药的处方组成

中成药	处方组成
双黄连颗粒	金银花、连翘、黄芩
六味地黄丸	熟地黄、酒萸肉、牡丹皮、山药、茯苓、泽泻
香砂枳术丸	木香、麸炒枳实、砂仁、白术(麸炒)
生脉饮	红参、麦冬、五味子
二妙丸	苍术(炒)、黄柏(炒)
补中益气丸	炙黄芪、党参、炙甘草、炒白术、当归、升麻、柴胡、陈皮
三黄膏	大黄、黄连、黄芩
牛黄解毒片	人工牛黄、雄黄、石膏、大黄、黄芩、桔梗、冰片、甘草
桂附地黄丸	肉桂、附子(制)、熟地黄、酒萸肉、牡丹皮、山药、茯苓、泽泻
小活络丸	胆南星、制川乌、制草乌、地龙、乳香(制)、没药(制)
大补阴丸	熟地黄、盐知母、盐黄柏、醋龟甲、猪脊髓
养阴清肺丸	地黄、麦冬、玄参、川贝母、白芍、牡丹皮、薄荷、甘草
七厘散	血竭、乳香(制)、没药(制)、红花、儿茶、冰片、人工麝香、朱砂
八珍益母丸	益母草、党参、麸炒白术、茯苓、甘草、当归、酒白芍、川芎、熟地黄
知柏地黄丸	知母、黄柏、熟地黄、山茱萸(制)、牡丹皮、山药、茯苓、泽泻

（3）说明下列中成药的使用注意事项

中成药	使用注意事项	中成药	使用注意事项
启脾丸	服药期间忌食生冷、油腻之品	疏风定痛丸	按规定量服用,不宜多服;体弱者慎服;孕妇忌服
十滴水软胶囊	孕妇忌服		
肾宝合剂	感冒发热期停服	益母草膏	孕妇禁用
清咽丸	忌食烟、酒、辛辣之物	苏子降气丸	阴虚,舌红无苔者忌服
再造丸	孕妇禁用	小金丸	孕妇禁用
如意金黄散	外用药,不可内服	安宫牛黄丸	孕妇慎用

（4）说明下列中成药的用法用量

中成药	用法用量
麝香保心丸	口服。一次 1～2 丸，一日 3 次；或症状发作时服用
复方草珊瑚含片	含服。一次 2 片〔规格(1)〕或一次 1 片〔规格(2)〕，每隔 2h 1 次，一日 6 次
小儿感冒颗粒	开水冲服。周岁以内一次 6g，一至三岁一次 6～12g，四至七岁一次 12～18g，八至十二岁一次 24g，一日 2 次
玉屏风口服液	口服。一次 10mL，一日 3 次
云南白药散	内服：刀枪跌打损伤，出血者用温开水调服；瘀血肿痛及未流血者用酒调服；妇科诸病，除月经过多、崩漏用温开水调服外，均可用酒调服。每次 0.25 至 0.5g，每日 4 次。每隔 4h 1 次，但每次最多不得超过 0.5g 外用：出血性伤口，清创后加少许散剂于伤口，包扎。每次约 0.1g 内服与外敷并用：外伤肿胀，口服散剂，另以散剂加酒调成糊状外敷；毒疮初起可内服外敷并用，但已化脓者只能内服 保险子用法：遇重证跌打损伤，枪伤，用酒送服一粒，但轻伤及其他病证勿用

试题演练参考答案

模块一 职业道德

一、判断题

1	2	3	4	5
×	√	×	×	√

二、单项选择题

1. A	2. D	3. D	4. C	5. B

模块二 中医基础知识

一、判断题

1	2	3	4	5
×	√	√	√	√

二、单项选择题

1. A	2. D	3. B	4. B	5. B
6. D	7. B	8. D	9. B	10. A

模块三 中药学知识

一、判断题

1	2	3	4	5	6
√	×	√	√	×	√
7	8	9	10	11	12
√	√	√	√	√	√

二、单项选择题

1. A	2. C	3. C	4. C	5. D
6. C	7. A	8. C	9. B	10. A
11. C	12. D	13. B	14. A	15. D
16. A	17. A	18. B	19. A	20. A
21. B	22. D	23. B	24. B	25. A

模块四 中药饮片检识

一、判断题

1	2	3	4	5	6	7	8	9	10	11	12	13	14	15
×	×	√	×	×	√	√	×	√	√	√	√	√	√	×
16	17	18	19	20	21	22	23	24	25	26	27	28	29	30
√	√	√	×	√	√	√	√	√	√	√	√	√	×	×
31	32	33	34	35										
×	√	√	×	√										

二、单项选择题

1. B	2. A	3. A	4. B	5. D	6. A	7. C	8. B	9. A	10. B
11. D	12. A	13. C	14. C	15. A	16. B	17. C	18. B	19. D	20. A
21. D	22. D	23. C	24. B	25. B	26. D	27. C	28. C	29. B	30. D
31. B	32. C	33. B	34. A	35. A	36. D	37. A	38. D	39. B	40. A
41. B	42. B	43. B	44. C	45. B	46. B	47. C	48. C	49. B	50. A
51. D	52. A	53. C	54. A	55. C	56. B	57. C	58. B	59. C	60. D

模块五 中药饮片调剂

一、判断题

1	2	3	4	5
√	√	√	√	√
6	7	8	9	10
×	√	√	√	×
11	12	13	14	15
√	×	√	√	×

二、单项选择题

1. A	2. C	3. A	4. B	5. C
6. D	7. C	8. B	9. C	10. A
11. B	12. D	13. C	14. B	15. D
16. B	17. C	18. D	19. B	20. A
21. D	22. B	23. A	24. C	25. C
26. B	27. C	28. B	29. B	30. D
31. B	32. B	33. A	34. D	35. B
36. A	37. A	38. C		

模块六 中成药用药指导

一、判断题

1	2	3	4	5
√	√	√	√	√
6	7	8	9	10
√	×	√	√	√
11	12	13	14	15
√	√	√	√	√

二、单项选择题

1. C	2. A	3. D	4. B	5. A	6. B	7. D	8. C	9. A	10. D
11. D	12. D	13. C	14. A	15. C	16. A	17. A	18. C	19. B	20. D
21. D	22. A	23. D	24. B	25. A	26. A	27. A	28. D	29. C	30. A
31. A	32. C	33. D	34. A	35. A	36. D	37. C	38. B	39. A	40. B
41. C	42. D	43. A	44. B	45. B	46. D	47. A	48. A	49. B	50. A

参考文献

［1］ 国家药典委员会.中华人民共和国药典（2020年版）［M］.北京：中国医药科技出版社， 2020，5.

［2］ 北京市卫生局及北京市中医管理局.北京市中药饮片调剂规程［M］.北京：北京市中医管理局， 2011，10.

［3］ 王国强.中成药临床应用指导原则［M］.北京：国家中医药管理局， 2010，6.

［4］ 翟胜利.国家中医药行业特有工种职业技能鉴定培训教材中药调剂员［M］.北京：中国中医药出版社， 2009，11.

［5］ 戴玉山.中药调剂员国家职业资格培训教程［M］.北京：中国中医药出版社， 2002，12.

［6］ 翟胜利.中药调剂员国家中医药行业特有工种职业技能鉴定培训教材［M］.北京：中国中医药出版社， 2009， 11.

［7］ 蒋爱品.中药饮片调剂技术［M］.北京：中国中医药出版社，2013，8.